ENDLICH SCHWINDELFREI

Dr. med. Uso Walter
Dr. med. Lucia Schmidt

ENDLICH SCHWINDEL-FREI

Für sicheres Gleichgewicht und neue Balance im Leben

ecoWING

INHALT

WILLKOMMEN!

Eigentlich liegt es einem Arzt fern, mit dem einen Patienten mehr Mitgefühl zu haben als mit dem anderen. Jede Erkrankung bedeutet Leid für den Betroffenen, und jeder Betroffene ist in Not. Trotzdem muss ich gestehen: Wenn vor mir ein Patient sitzt, der an Schwindel leidet, dann merke ich schon, wie mich das berührt. Jeder von uns, der schon mal einen über den Durst getrunken hat, weiß, wie unangenehm es ist, wenn man nicht mehr so recht weiß, wo oben und unten ist, wenn sich jeder Schritt anfühlt, als würde man in Wackelpudding treten, wenn man beim Drehen des Kopfes den Eindruck bekommt, dass die Augen nicht mehr folgen können und die Bilder, die im Gehirn ankommen, mehr Unruhe stiften als klare Sicht.

Schwindel, und das muss man an dieser Stelle klar betonen, ist eine verdammt unangenehme Empfindung. Er erschüttert unser Sicherheitsgefühl zutiefst. Wenn wir eines von Kindesbeinen an verinnerlicht haben, dann, dass unsere beiden Füße fest auf der Erde stehen, dass man sich auf die Informationen der Augen, was Raum und Weite angeht, verlassen kann, dass unser Gleichgewichtssinn uns ohne jeden Zweifel Orientierung in der Welt gibt. Wer an Schwindel leidet, dem fehlt dies alles von jetzt auf gleich. Für diejenigen, die es besonders schlimm erwischt, gibt es keine Position mehr, weder im Liegen noch im Sitzen, geschweige denn im Stehen, in der sie wirklich Halt finden.

Ein Schwindelpatient, den es so grundlegend und buchstäblich aus dem Gleichgewicht geworfen hat, macht mich in der Sprechstunde schon wirklich betroffen. Das besonders Gravierende: Gehen diese Menschen zum Arzt, erhalten sie nicht immer die schnelle Diagnose und erfolgreiche Behandlung, die sie sich wünschen. Denn die Ursachen für Schwindel sind vielfältig und selbst für spezialisierte Ärzte wie mich ist jeder Schwindelpatient eine neue Herausforderung.

Doch jedes Mal nehme ich diese Herausforderung wieder gern an, denn bei jedem Patienten kann ich noch etwas Neues lernen über das Phänomen Schwindel. Und alles, was ich bisher gelernt habe, will ich in diesem Buch mit Ihnen teilen. Natürlich wollen wir erst einmal über Ursachen und Folgen von Schwindel sprechen, aber dann vor allem auch über Lösungen und sinnvolle Therapieansätze. Denn die gute Nachricht lautet: Hilfe ist möglich!

Gleichgewichtsstörungen und Schwindel sind nach Schmerzen der zweithäufigste Grund für einen Arztbesuch. Jeder Zweite leidet mindestens einmal im Leben unter diesem unangenehmen Symptom. Da Angst den Schwindel verstärken kann, entsteht schnell ein Teufelskreis, aus dem Betroffene aus eigener Kraft nur schwer wieder herausfinden. Deshalb soll dieses Buch Ihnen auch praktikable und leicht umsetzbare Methoden zur Selbsthilfe bieten. Einige dieser Tipps stammen aus persönlichen Erfahrungen von Betroffenen, die ihren Schwindel wieder in den Griff bekommen haben.

Aber wir wollen uns nicht nur damit beschäftigen, was passiert, wenn der Gleichgewichtssinn nicht mehr richtig funktioniert, sondern auch damit, was er tagtäglich für uns leistet. Denn wissen Sie, warum wir auch im Stockdunklen geradeaus gehen können oder warum wir die kurze Beschleunigung eines Sportwagens beim Start so intensiv spüren, aber nicht die Geschwindigkeit von über 1000 km/h, wenn wir entspannt in einem Flugzeug sitzen? Oder warum unser Blickfeld auch bei der wildesten Tanzeinlage immer stabil bleibt?

All das und noch viel mehr leistet unser Gleichgewichtssinn für uns. Solange er gut funktioniert, hilft er uns, klar zu sehen und uns zielgerichtet zu bewegen. Er gibt uns Orientierung und Halt, er warnt uns vor Gefahren.

Lassen Sie sich also mitnehmen auf eine spannende Reise durch die Welt des Schwindels und des Gleichgewichts und erkunden Sie mit uns gemeinsam die Möglichkeiten, wieder in Balance zu kommen und endlich wieder schwindelfrei zu sein.

Bevor Sie nun aber eintauchen in die Welt des Gleichgewichtssinns, noch ein paar einordnende Worte. Wir haben versucht, medizinische Zusammenhänge, Untersuchungsmethoden und Diagnosen so verständlich wie möglich zu beschreiben, denn es geht uns ja darum, dass Sie am Ende des Buches gut informiert sind und kompetenter mit Beschwerden umgehen können. Aber nicht immer sind wir ganz um Fachbegriffe herumgekommen. Damit Sie während der Lektüre auf die Frage »Was war das noch mal?« eine schnelle Antwort erhalten, gibt es am Ende des Buches ein Glossar mit kurzen Erklärungen zu den wichtigsten Begriffen. Außerdem ist es uns wichtig zu betonen, dass wir aus Gründen der einfacheren Lesbarkeit in diesem Buch nur die männliche Form nutzen. Das ist kein Akt der Diskriminierung oder Ignoranz. Wir meinen mit der männlichen Form selbstverständlich jede Form der geschlechtlichen Identität. Und zuallerletzt: Dieses Buch soll informieren, aufklären und unterhalten. Außerdem soll es Sie im besten Fall zum Profi für Ihre Beschwerden oder die Ihrer Herzensmenschen machen. Aber es ersetzt keinen Besuch beim Arzt. Jetzt aber legen wir los.

1

SCHÄDIGUNG DES INNENOHRS

Wenn der Schwindel nicht mehr verschwindet

Als Frau P. zum ersten Mal in meine Praxis kam, konnte sie kaum geradeaus gehen. Sie hielt sich an ihrem Mann fest und starrte vor sich auf den Boden. Sie berichtete, dass sie seit mehr als drei Monaten unter ständigem Schwindel leide. Sobald sie sich bewege, schwanke der Raum um sie herum und sie könne sich kaum auf den Beinen halten. Selbst fernsehen könne sie nicht mehr, da die schnelle Abfolge der Bilder auf dem Schirm den Schwindel sofort verstärken würde. Sie sei schon bei mehreren Fachärzten gewesen, aber die Tabletten, die sie bekommen habe, hätten ihr kaum geholfen. Es seien auch schon viele Untersuchungen gemacht worden, unter anderem eine Computertomografie und eine Kernspintomografie des Kopfes und der Halswirbelsäule. Bisher sei aber immer alles in Ordnung gewesen. Sie berichtete weiter, dass sie nicht mehr in ihrem Beruf als Erzieherin arbeiten könne und die Hoffnung auf Besserung schon fast aufgegeben habe. Sie sei jetzt zu mir gekommen, weil eine gute Freundin ihr das empfohlen habe. Sie wisse wirklich nicht mehr weiter und ich sei ihre letzte Hoffnung.

Ehrlich gesagt, ist es mir immer ein bisschen unangenehm, wenn Patienten mich als »letzte Hoffnung« bezeichnen. Die Erwartungshaltung ist dann sehr hoch und die Verzweiflung der Betroffenen meist auch. Bevor ich mit der Untersuchung überhaupt beginne, ist es in solchen Situationen deshalb meine erste Aufgabe, einerseits realistische Hoffnungen auf eine Lösung des Problems zu machen, andererseits aber auch nicht zu viel zu versprechen. Beides versuchte ich auch bei Frau P., die mir verängstigt gegenübersaß und sich an die Stuhllehne klammerte, als hätte sie Angst, selbst im Sitzen umzufallen.

Ich fragte sie, ob sie beim ersten Auftreten des Schwindels andere Symptome wie Hörstörungen, Sehstörungen oder Verspannungen gehabt habe und in welcher Situation ihr erstmalig schwindelig geworden sei. Verspannt sei sie schon immer gewesen, antwortete die 50-Jährige, das sei normal bei der Arbeit im Kindergarten. Ansonsten habe es vor dem erstmaligen Auftreten des Schwindels keine besonderen Umstände gegeben, erzählte sie weiter. Ihr sei eines Tages plötzlich und unerwartet in der Kaffeepause schwindelig und übel geworden, und sie habe sich hinlegen müssen, um nicht umzufallen. Alles habe sich um sie gedreht. Ihre Kolleginnen hätten dann einen Krankenwagen gerufen, weil sie befürchtet hätten, dass sie einen Schlaganfall erlitten habe. Das sei im Krankenhaus aber zum Glück ausgeschlossen worden. Sie habe Medikamente bekommen und sei drei Tage im Krankenhaus geblieben. Danach sei der Schwindel in Ruhe etwas besser geworden, sobald sie sich aber wieder bewege, komme er zurück. Im Entlassungsbrief der Klinik sei nur von einem akuten Schwindelanfall die Rede gewesen. Der Hausarzt habe ihr daraufhin Tabletten verschrieben und ihr mehrere Überweisungen zu Fachärzten mitgegeben.

Es waren Überweisungen zum Neurologen, zum Augenarzt, zum HNO-Arzt, zum Radiologen und zum Orthopäden. Bis zu dem Zeitpunkt, als sie so verzweifelt vor mir saß, war sie also schon in mehreren Praxen gewesen – beim Augenarzt, beim Radiologen und beim Neurologen. Nun war ich als HNO-Arzt an der Reihe. Der Termin beim Orthopäden sollte in zwei Monaten sein.

Auch wenn jetzt vielleicht bei vielen von Ihnen, liebe Leser, ein Impuls von Mitleid hochkommt und Sie denken: »Oh weh, Frau P. hat es aber hart getroffen«, muss ich festhalten, dass ihr Leidensweg bis zu dieser Stelle leider die Regel und nicht, wie man hoffen würde, die Ausnahme ist. Da der Schwindel im akuten Stadium oft als sehr bedrohlich empfunden wird, werden die Betroffenen häufig ins Krankenhaus eingewiesen und stationär aufgenommen. Dort wird zunächst eine Computertomografie durchgeführt, um einen Schlaganfall auszuschließen. Ansonsten erfolgt eine symptomatische Behandlung mit Medikamenten, die den Schwindel zumindest etwas unterdrücken können. Das Problem: Gerade in diesen ersten Stunden und Tagen des ganz akuten Stadiums ließe sich die Ursache des Schwindels oft mit einfachen Untersuchungen feststellen. Doch je mehr Zeit vergeht, desto schwieriger kann dies werden. Ein Krankenhausaufenthalt verzögert die richtige Diagnose daher oft eher, als dass er sie beschleunigt. In der Klinik wird in der Regel nämlich nur geschaut, ob es sich um eine lebensbedrohliche Erkrankung handelt – etwa Blutungen im Gehirn oder andere neurologische Ursachen. Den harmloseren, aber viel häufigeren Diagnosen wird dort nicht auf den Grund gegangen.

Auch das, was Frau P. nach der Entlassung in der Klinik erlebt hat, ist typisch. Hausärzte überweisen Patienten mit Schwindel zu Recht an Fachärzte – denn in deren Hände gehört das Symptom Schwindel. So weit, so gut, das Problem, vor dem viele dann mit der Überweisung des Hausarztes in der Hand stehen, ist jedoch: Termine bei Fachärzten sind hierzulande, gerade für Kassenpatienten, schwer zu bekommen. Die fehlende Möglichkeit, direkt mit einem Experten ins Gespräch zu kommen und behandelt zu werden, ist bei jedem Leid absolut suboptimal, beim Symptom Schwindel aber besonders relevant, denn wird dieser nicht schnell und zielgerichtet behandelt, wird er rasch zum Dauerproblem. Es ist leider so: Überhaupt erst einmal denjenigen Arzt zu finden, der einem bei Schwindel wirklich helfen kann, gleicht für viele betroffene Patienten schon einer großen Odyssee.

Doch woran liegt es, dass Schwindel oft so schwer zu diagnostizieren ist und selbst erfahrene Ärzte Schwierigkeiten haben, die Ursache zu finden? Werfen wir dazu zunächst einen kurzen Blick auf die Aufgaben und die Funktionsweise unseres Gleichgewichtssinnes. Denn nur, wer verstanden hat, wie er eigentlich funktionieren sollte, kann auch verstehen, was die Ursache ist, wenn er nicht mehr rundläuft.

WARUM GLEICHGEWICHT HALTEN ECHTE TEAMARBEIT IST

Wir beginnen dafür nicht bei Adam und Eva, aber immerhin bei dem griechischen Gelehrten Aristoteles. Er unterschied damals beim Menschen fünf Sinne: das Sehen, das Hören, das Riechen, das Schmecken und das Tasten. Was Aristoteles damals festlegte, hat sich bis heute gehalten – fälschlicherweise! Denn einen Sinn hat der griechische Philosoph schlichtweg unterschlagen, nämlich den Gleichgewichtssinn. Gott sei Dank hat sich das Wissen dahingehend weiterentwickelt, dass man heute weiß: Wir haben (mindestens) sechs Sinne.

Nur durch den Gleichgewichtssinn können wir wahrnehmen, wie wir in einem Raum stehen, sitzen oder liegen. Wir können kontrollieren, dass wir erhobenen Hauptes durch eine Tür gehen oder uns auf ein Sofa fläzen, ohne runterzufallen. Er ist aber auch dafür verantwortlich, dass wir auf einer Leiter stehen und dabei etwas ins Regal räumen können oder nicht umfallen, wenn wir uns zum Schuhebinden bücken. Alles schon ziemlich beeindruckend bis hierher, oder? Aber jetzt kommt das einzigartige und spannende Merkmal des Gleichgewichtssinnes, das zugleich auch Teil der Antwort ist, warum Schwindel so schwer zu diagnostizieren ist: Im Gegensatz zu den anderen Sinnen ist für das Gleichgewicht nicht ein einzelnes Organ zuständig, sondern gleich mehrere Organ- und Funktionssysteme, die als Team eng zusammenarbeiten müssen, damit wir eben nicht durch die Gegend torkeln.

Wir möchten Ihnen kurz vorstellen, wer zu diesem Team gehört. Da hätten wir zum einen die eigentlichen sogenannten Gleichgewichtsorgane oder Vestibularorgane im Innenohr. Ihre Hauptaufgabe ist es, Beschleunigungskräfte, die bei Bewegungen von Kopf oder Körper auftreten, wahrzunehmen und diese Info ans Gehirn weiterzugeben.

Nummer zwei im Team sind die Augen, sie liefern uns das optische Bild unserer Umgebung und unserer eigenen Position.

Ebenfalls Teil des Teams ist das propriozeptive System. Zu diesem zählen kleine Messfühler in Muskeln, Sehnen und Gelenken, sogenannte Rezeptoren, die die Gelenkstellung und Muskelspannung im Körper registrieren. Damit tragen sie dazu bei, dass wir spüren, wie wir stehen, liegen oder sitzen. Diese Selbstwahrnehmung nennt man auch Tiefensensibilität.

Und schließlich gehört zu dem Team noch das Gehirn. Man kann fast sagen, es ist der Chef in der Gruppe, denn seine unterschiedlichen Teile haben die entscheidende Aufgabe, all die Informationen, die ihm die Teamkollegen zukommen lassen, zu sammeln, zu sortieren und wie ein Puzzle zu einem Gesamteindruck zusammenzusetzen – oder anders ausgedrückt: uns im Gleichgewicht zu halten.

Solange dieses Team Hand in Hand arbeitet, sind Orientierung und Bewegung im Raum für uns mühelos möglich. Doch wehe, ein Teammitglied schwächelt oder liefert falsche Angaben. Dann passen die Informationen, die das Gehirn erreichen, nicht mehr zusammen, dann wird daraus kein sinnvolles Puzzle – und wir nehmen das als Schwindel oder Gleichgewichtsstörungen wahr. Je nachdem, welches Teammitglied schwächelt oder wo eine Information nicht richtig weitergeleitet wird, können die Folgen unterschiedlich sein. Das erklärt, warum es so wichtig ist, als Arzt zu verstehen, wie das Schwindelgefühl konkret aussieht, in welcher zeitlichen Abfolge es auftritt und welche Beschwerden noch dazukommen.

SCHWINDEL IST NICHT GLEICH SCHWINDEL

Wir nutzen im Alltag für ganz unterschiedliche Empfindungen häufig dasselbe Wort, doch Schwindel ist nicht einfach Schwindel. Er kann sich anfühlen, als drehe sich alles nach rechts oder nach links, aber auch, als schwanke alles mal in die eine, mal in die andere Richtung. Manche Patienten empfinden es so, als stünden sie bei hohem Seegang auf einem kleinen Boot, würden bei jedem Schritt in weichen Schnee treten oder immer stark in eine Richtung gezogen. Auch der zeitliche Verlauf, also wann, wie häufig und in welchem Zusammenhang Schwindel auftritt, kann extrem unterschiedlich, für die Diagnose aber sehr entscheidend sein.

Als besonders bedrohlich empfinden Patienten jene Art von Schwindel, die plötzlich und anfallsartig auftritt. Solche Anfälle können täglich oder auch in großen Abständen auftreten. Sie können nur Sekunden, aber auch mehrere Tage andauern. Mancher Schwindel hört gar nicht mehr auf, manchmal führt der längere Blick auf einen Bildschirm oder auf ein flackerndes Licht zu Schwindelanfällen. Sie merken schon an dieser Stelle, um es noch mal zu betonen: Schwindel ist nicht gleich Schwindel. Deshalb ist es für mich als Arzt wichtig, zu verstehen, unter welcher Art der Patient leidet. Nur die Aussage »Mir ist schwindelig« bringt mich in einer Diagnostik kaum weiter.

Neben dem Verständnis, unter welchem Schwindelgefühl genau jemand leidet, geht es auch um die Begleitsymptome. Denn als wäre Schwindel allein nicht schon belastend genug, kommen häufig noch Übelkeit, Müdigkeit und vor allem Angst dazu. Das liegt daran, dass Schwindel und Gleichgewichtsstörungen immer etwas Bedrohliches an sich haben. Man verliert dabei die Kontrolle über seinen Körper, fühlt sich hilflos, bewegungsunfähig und instabil. Das führt zu Stress und

Angst, beides typische und evolutionär eigentlich so sinnvolle wie notwendige Reaktionen des Organismus, wenn Gefahr droht. Denn das ist auch bei Schwindel der Fall: Die Gefahr von Stürzen und Verletzungen steigt, wenn sich alles dreht. Man ist nicht nur gefühlt, sondern tatsächlich hilfloser und kann sich im Zuge dessen nicht mehr gegen andere Bedrohungen zur Wehr setzen. Der Körper reagiert also logisch, beim Betroffenen wird das Leid dadurch aber nur größer. Zum gestörten Gleichgewicht kommen Herzrasen, Übelkeit und Panikgefühle.

Neben diesen Stress- und Angstsymptomen können noch weitere Beschwerden auftreten. Welche genau, ist davon abhängig, welches der gerade vorgestellten Teammitglieder für den Schwindel hauptverantwortlich ist. Sind das etwa die Augen, kann es zu Sehstörungen und Doppelbildern kommen, die mit dem Schwindel einhergehen. Aber auch Verspannungen, Kopfschmerzen, Hörschäden und Ohrgeräusche können mir als Arzt einen Hinweis geben, wer im Team nicht mehr richtig mitspielt.

Ich kann es deshalb an dieser Stelle nur erneut betonen: Mit der Aussage »Mir ist schwindelig« allein wird der Arzt keine korrekte Diagnose stellen können. Je genauer der Patient seine Beschwerden schildert, desto eher kann der behandelnde Arzt Rückschlüsse auf die Ursache des Schwindels ziehen. Deshalb finden Sie am Ende dieses Buches einen Fragebogen und übersichtliche Darstellungen zu Symptomen und möglichen Auslösern – alles Hilfestellungen, damit auch Sie leichter herausfinden können, was die Ursache für Ihren Schwindel ist.

Vielleicht ist sie Ihnen aber auch eine Hilfe, wenn es darum geht, den richtigen Arzt zu finden. Am Beispiel meiner Patientin Frau P. kann man sehen, wie viele Ärzte Betroffene oft schon besucht haben. Auch hierzu würde ich Ihnen gerne die ultimative, schnelle Checkliste an die Hand geben, aber das ist leider nicht so einfach. Denn da ein ganzes Team an Organen und Funktionssystemen am Schwindel beteiligt sein kann, wird kein Arzt alles sofort im Blick haben. Für jedes System ist nämlich ein bestimmter Mediziner zuständig. Ärzte, die sich auf all diese Systeme gleichzeitig spezialisiert haben, gibt es nicht. Der Facharzt für Schwindel muss erst noch erfunden werden. Oft bleibt dem Patienten, so leid mir das tut, also nichts anderes übrig, als einen Facharzt nach dem anderen zu besuchen.

So viel jedoch lässt sich sagen: Die häufigsten Schwindelursachen sind entweder Störungen des Gleichgewichtsorgans oder des Gehirns und seiner Nervenverbindungen. Bei akuten Schwindelbeschwerden, die anfallsartig auftreten, oder bei dauerhaftem Schwindel, der sich überwiegend als Drehschwindel bemerkbar macht, liegen häufig Funktionsstörungen der Gleichgewichtsorgane im Innenohr vor. Bei chronischen, eher unspezifischen Schwindelbeschwerden sind es hingegen eher neurologische Ursachen. Deshalb möchte ich Ihnen zumindest folgende Formel an die Hand geben: Der Hausarzt ist immer eine gute erste Anlaufstelle, dann sollten HNO-Arzt und Neurologe folgen und dann erst die anderen Fachgruppen oder Röntgenuntersuchungen.

Wenn man weiß, dass Schwindelbeschwerden nach Schmerzen der zweithäufigste Grund für Arztbesuche sind und laut der Deutschen Hirnstiftung rund 40 Prozent aller Menschen mindestens einmal im Leben an Schwindel leiden, Frauen häufiger als Männer, dann könnte man sich schon überlegen, ob die Einführung eines Schwindelfacharztes nicht sinnvoll wäre. Schmerzmediziner gibt es mittlerweile ja auch. Aber unabhängig davon, wer sich am Ende des Patienten annimmt, haben Sie sich schon mal die Frage gestellt, warum ausgerechnet Schwindel so häufig auftritt? Der Körper kann ja an vielem leiden, warum also leidet er gerade daran so oft?

Die Antwort, dass jeder schon mal zu tief ins Glas geguckt hat oder bei Wellengang auf einem Schiff war, lasse ich dabei nicht gelten. Die Wissenschaft kennt nämlich einen anderen, viel spannenderen Grund. Er liegt in unserer Evolutionsgeschichte.

Der Mensch ist das einzige Säugetier, das auf zwei Beinen geht und das – zumindest nach evolutionären Maßstäben – noch gar nicht so lange. Wahrscheinlich 3,5 bis 7 Millionen Jahre vor unserer Zeit trennten sich die Entwicklungslinien von Menschen und Affen, und irgendwann in diesem Zeitraum begannen unsere Vorfahren, sich aufzurichten. Das hatte mehrere Vorteile. Der aufrechte Gang verhalf einerseits zu einem besseren Überblick in der Steppe, andererseits zu besserem Halt beim Klettern auf Bäume und größerer Reichweite bei der Fortbewegung. Einen gravierenden Nachteil hat der aufrechte Gang aber auch: Es ist wesentlich instabiler, sich auf zwei Beinen fortzubewegen als auf vier. Dazu muss man nur Kleinkinder beobachten, die ihre ersten Gehversuche starten. Sie brauchen Wochen, manchmal Monate, um sich sicher zu bewegen. Unzählige Male fallen sie dabei hin und richten sich wieder auf. Dieser Wille und dieses Durchhaltevermögen sind bewundernswert, davon könnte man sich auch als erwachsener Mensch ab und zu mal eine Scheibe abschneiden. Aber zurück zum Gleichgewicht: Dieses zu halten, ist für uns Menschen deutlich anspruchsvoller als für Vierbeiner – und entsprechend ist das System auch störanfälliger.

Genau wie zu Beginn des Lebens machen sich auch gegen Ende die Nachteile der Zweibeinigkeit für die Stabilität bemerkbar. Ältere Menschen stürzen häufiger, können sich oft ohne Stock oder Rollator nicht mehr sicher fortbewegen. Sie werden also aus unterschiedlichen Gründen wieder instabiler, das Sturzrisiko steigt ab dem 80. Lebensjahr exponentiell an.

DER GLEICHGEWICHTSSINN SCHWÄCHELT

Kommen wir zum Ende dieses Kapitels noch einmal auf meine Patientin Frau P. zurück. Sie hatte ja berichtet, dass sie zunächst akut und ohne einen erkennbaren Auslöser unter starkem Drehschwindel mit Übelkeit gelitten habe. Wie wir gerade festgehalten haben, werden diese Symptome häufig durch eine Funktionsstörung der Gleichgewichtsorgane im Innenohr ausgelöst. Als HNO-Arzt sollte ich ihr also eigentlich helfen können. Um sicher und schnell einen eventuellen Schaden des Innenohres festzustellen, sah ich ihr deshalb zunächst mit dem Mikroskop in die Ohren und machte dann einen Kopfimpulstest.

Dabei handelt es sich um einen einfachen medizinischen Test, bei dem der Patient dem Untersucher gegenübersitzt und dessen Nase fixiert. Der Blick soll auch dann auf die Nase gerichtet bleiben, wenn der Kopf hin und her bewegt wird. Der Untersucher nimmt dann den Kopf des Patienten zwischen seine Hände und macht mehrere kleine, aber möglichst schnelle, ruckartige Bewegungen des Kopfes zur Seite. Gelingt es dem Patienten dabei, weiter die Nase zu fixieren, ist alles in Ordnung. Folgt der Blick aber zunächst der Bewegung des Kopfes und fixiert erst dann erneut die Nase des Untersuchers, spricht das für eine Funktionseinschränkung des gleichseitigen Gleichgewichtsorgans. Neurologische Ursachen sind damit sicher ausgeschlossen.

Erstmals beschrieben haben diese Untersuchung die beiden Ärzte Halmagyi und Curthoys im Jahr 1988. Der Test beruht darauf, dass die Gleichgewichtsorgane unsere Augenbewegungen steuern, um das Bild selbst bei schnellen Kopfbewegungen stabil zu halten. Insgesamt drei Reflexe sind hierfür verantwortlich. Derjenige, der beim Kopfimpulstest untersucht wird, nennt sich vestibulookulärer Reflex. Er ist der schnellste Reflex des Menschen und bewegt die Augen bereits nach 7,5 Millisekunden entgegen der Richtung der Kopfdrehung. Dadurch können die Augen auch bei sehr hohen Drehgeschwindigkeiten des Kopfes von 400 Grad pro Sekunde einen Punkt fixieren und damit das Blickfeld stabil halten.

Als ich diese Untersuchung bei Frau P. durchführte, stellte ich fest, dass ihr rechtes Gleichgewichtsorgan nicht mehr richtig funktionierte. Bei der ruckartigen Bewegung des Kopfes nach rechts fixierte sie für einen Moment nicht mehr meine Nase, ihre Augen folgten stattdessen kurz der Drehung des Kopfes. Die Diagnose lautete daher Vestibulopathie rechts, was übersetzt so viel heißt wie: »Das Gleichgewichtsorgan im rechten Innenohr (Vestibularorgan) ist krank (pathologisch).«

Ist die Diagnose einer solchen einseitigen Vestibulopathie einmal gestellt, ist die Behandlung in der Regel einfach. In der akuten Phase können hochdosierte Kortisongaben helfen. Das ist dasselbe Vorgehen wie beim Hörsturz, denn beide Erkrankungen sind sehr ähnlich: Der Hörsturz ist definiert als »akuter, einseitiger Hörverlust ohne erkennbare Ursache«. Die Vestibulopathie könnte man analog als »akute, einseitige Schädigung eines Gleichgewichtsorgans ohne erkennbare Ursache« definieren.

Bei Frau P. lag der Beginn der Erkrankung jedoch schon einige Monate zurück und eine ursächliche Behandlung kam deshalb nicht mehr infrage, da das Gleichgewichtsorgan bei einer dauerhaften Schädigung nicht einfach repariert werden kann. Sinneszellen im Innenohr wachsen nämlich bei einer Schädigung nicht einfach nach, wie beispielsweise Hautzellen bei einer Schnittverletzung. Sind sie erst mal zerstört, bleibt der Schaden bestehen. Zum Glück kann das Gehirn aber lernen, damit umzugehen und trotz fehlender oder fehlerhafter Informationen einen Gleichgewichtszustand herbeizuführen. Dazu bedarf es allerdings spezifischer therapeutischer Maßnahmen, die wir in Kapitel 11 (siehe Seite 159) noch kennenlernen werden. So viel sei aber jetzt schon verraten: Frau P. ging es nach der veranlassten Therapie rasch besser, und sie ist heute im Alltag kaum noch durch ihre Erkrankung eingeschränkt. Lediglich bei sehr schnellen Bewegungen oder Drehungen des Kopfes spürt sie für einen kurzen Augenblick ein leichtes Schwindelgefühl und ihr wird etwas flau im Magen.

2

LAGERUNGS-SCHWINDEL

Wenn Bewegung den Schwindel auslöst

Eigentlich war Herr S. ein kräftiger Mann mittleren Alters, der nur wegen eines verstopften Ohres in die Praxis gekommen war. Wir reinigten also seine Ohren, doch bevor er die Praxis verließ, erwähnte er, dass ihm immer, wenn er sich im Bett zur Seite drehe, kurz schwindelig werde. Ab und zu trete dieser kurze Schwindel auch beim Aufstehen auf. Herr S. war einer jener Patienten, die wenig Aufwand machen wollen, und deshalb schob er gleich hinterher, so schlimm sei es nicht, er wolle es nur mal gesagt haben.

Aufgrund seiner präzisen Schilderung konnte ich mir ein gutes Bild der Beschwerden machen und hatte auch sofort einen Verdacht. Jetzt musste ich diesen mithilfe von Untersuchungen nur noch bestätigen. Dazu holte ich die Frenzelbrille aus der Schublade und setzte sie Herrn S. auf.

Es handelt sich dabei um eine von innen beleuchtete Lupenbrille. Durch die hohe Dioptrienzahl der Gläser werden die Augen des Patienten vergrößert, sodass man jede Bewegung gut erkennen kann. Dagegen sieht der Patient, wenn er durch die Brille schaut, nur noch verschwommen und kann keinen Punkt im Raum mehr fixieren, wodurch seine reflektorische Augenbewegung, also eine Bewegung, die aufgrund eines Reflexes entsteht, ohne dass der Patient sie steuern kann, nicht behindert wird.

Wir haben im ersten Kapitel festgehalten, dass die Augen Teil von »Team Gleichgewicht« sind (siehe Seite 16). Als Arzt kann man aufgrund dieser engen Team-Verbindung von Augenmuskeln und Gleichgewichtsorgan aus der Augenbewegung eine Menge Informationen ablesen. Und wir haben bereits den vestibulookulären Reflex kennengelernt, der das Sichtfeld stabilisiert und den wir uns beim Kopfimpulstest zunutze machen. Neben diesem Reflex gibt es noch einen weiteren, der Gleichgewichtssinn und Augen verbindet – den optokinetischen Nystagmus. Dahinter steckt eine kombinierte Reaktion des Blickfolge- und Sakkadensystems. Beim Blickfolgesystem fixieren die Augen einen Punkt in der Umgebung.

Bewegt sich entweder der Kopf oder die Umgebung, bleibt das Bild durch diesen Reflex trotzdem immer stabil. Im Gegensatz zum vestibulookulären Reflex geschieht diese Reaktion des Körpers allerdings deutlich langsamer, sodass das Blickfolgesystem überwiegend für die langsamen Bewegungen zuständig ist, der vestibulookuläre Reflex dagegen für die schnellen. Verschwindet der fixierte Punkt aus dem Gesichtsfeld, weil der Kopf immer weiter gedreht wird oder die Landschaft, wie beim Zugfahren, vorbeizieht, kommt das Sakkadensystem ins Spiel. Es sorgt dafür, dass die Augen mit einer schnellen, ruckartigen Bewegung sofort einen neuen Punkt fixieren, der im Blickfeld liegt. Diese ruckartige Bewegung, die nur wenige Millisekunden dauert, nennt man Sakkade. Die Kombination aus der langsamen Blickfolgebewegung und der ruckartigen Sakkade bezeichnet man als Nystagmus.

NYSTAGMUS

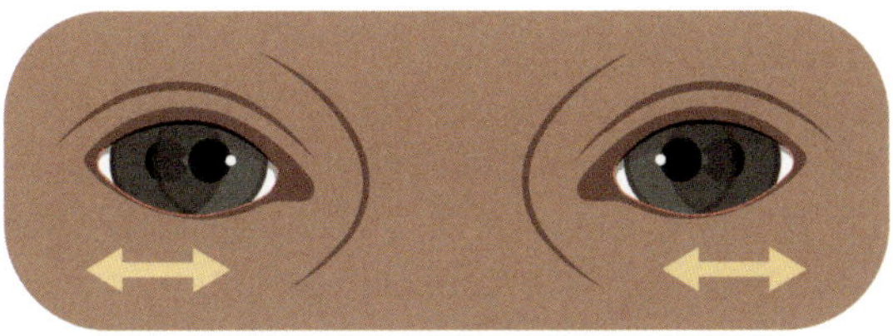

Horizontaler Nystagmus

Dieser dient uns im Alltag dazu, das Sichtfeld bei Bewegung stabil zu halten. Beobachten kann man das gut während einer Zugfahrt oder einer Runde mit dem Karussell: Nystagmen finden statt, wenn ein Mensch in schneller Bewegung ist, die Umgebung aber statisch bleibt. Lassen sie sich aber auch in Ruhe beobachten oder bei Bewegungsmustern, bei denen sie normalerweise nicht auftreten, erlaubt das Rückschlüsse auf die Funktion der Gleichgewichtsorgane. Deshalb kann die Beobachtung der Augenbewegungen mit der Frenzelbrille wertvolle Hinweise auf die Ursache der Schwindelbeschwerden geben.

Herr S. setzte also die Frenzelbrille auf. In Ruhe konnte ich keinen Nystagmus entdecken. Daraufhin legte ich Herrn S. auf eine Liege, nahm seinen Kopf in beide Hände und drehte diesen zuerst nach rechts und dann nach links. Während bei der Drehung nach rechts durch die Frenzelbrille keine Auffälligkeiten erkennbar waren, begannen seine Augen bei der Drehung des Kopfes nach links nach einigen Sekunden wie wild hin und her zu zucken. Der Augapfel schien sich dabei sogar noch etwas zu drehen. Gleichzeitig wurde Herrn S. extrem schwindelig, er hielt sich an der Liege fest, als ob er Angst hätte, herunterzufallen. Nach einer halben Minute beruhigten sich die Augenbewegungen wieder und auch der Schwindel war verschwunden.

Das Phänomen, das ich bei Herrn S. beobachtete, ist ein eindeutiger Beweis für das Vorliegen eines sogenannten Lagerungsschwindels. Dies ist der häufigste akute Schwindel und tritt bei fast jedem zehnten Menschen mindestens einmal im Laufe des Lebens auf. Wie aber kommt es dazu? Um das zu verstehen, versetzen wir uns für einen Moment einige Hundert Millionen Jahre zurück in die Urmeere, in denen das erste Leben entstand.

EINE HAARIGE SACHE

Haben Sie sich schon mal Gedanken gemacht, wie unser Körper dafür sorgt, dass wir immer gerade gehen, immer wissen, wo oben und unten ist, und auch beim Beugen das Gleichgewicht halten können? So viel kann ich Ihnen schon mal verraten: Es ist ein faszinierendes und zugleich ausgefuchstes System, eins, das auf Vibration, Schwingungen und Bewegung von Masse reagiert. Aber von vorne.

Sicher haben Sie schon mal beobachtet, was passiert, wenn man einen Stein ins Wasser wirft. Von der Stelle an, an der der Stein ins Wasser eintaucht, bilden sich kreisförmige Wellen aus. Wahrscheinlich weniger häufig haben Sie schon gespürt, wie stark ein Savannenboden vibriert, wenn eine Büffelherde darüberstampft. Jede Bewegung erzeugt also Schwingungen und Vibrationen, die sich in der Umgebung ausbreiten. Genau diesen Mechanismus hat sich auch unser Gleichgewichtssinn zunutze gemacht. Das Erfassen und richtige Interpretieren fortgeleiteter Schwingungen gibt nämlich wichtige Aufschlüsse über die Umgebung. Schon sehr früh in der Evolution zeigte sich: Wer das kann, der hat einen Überlebensvorteil. Deswegen hat sich im Laufe der Entwicklung der Besitz von sogenannten Vibrationssensoren als Vorteil herausgestellt und sich immer weiter entwickelt.

Bereits vor über 500 Millionen Jahren entstanden erste Zellen, die auf die Registrierung von Schwingungen spezialisiert waren. Diese Zellen hatten und haben bis heute einen speziellen Aufbau. An ihren Spitzen befinden sich haarförmige Ausstülpungen, Stereozilien, die nicht nur so aussehen wie kleine Fühler von Insekten, sondern auch so funktionieren. Werden diese »Fühler« durch Schwingungen in der Umgebung in Bewegung versetzt, registriert dies die zugehörige Zelle und gibt den Impuls ans Gehirn weiter, das dann für sich Informationen daraus zieht. Zellen, die Stereozilien besitzen, haben Ähnlichkeit mit einem Kopf, der einen kurzen Igelschnitt trägt, deshalb werden sie auch Haarzellen genannt.

Wie im Fall vieler anderer körpereigener Mechanismen perfektionierte sich auch jener der Haarzellen über die Jahrmillionen und führte zu einer noch heute charakteristischen Anordnung der Stereozilien: Sie reihen sich wie die Orgelpfeifen der Größe nach aneinander.

Haarzellen finden sich heute beim Menschen sowohl im Hör- als auch im Gleichgewichtsorgan. In beiden Fällen geht es um ihre Fähigkeit, feinste Bewegungen wahrzunehmen. Während sie im Hörorgan Schallwellen mit unglaublicher Präzision erfassen, registrieren sie im Gleichgewichtsorgan Beschleunigungen, die bei Bewegung des Kopfes auftreten. Dabei werden Drehbewegungen im Gleichgewichtsorgan in den drei sogenannten Bogengängen erfasst, die wie das ganze Innenohr eine spezielle Flüssigkeit, die Endolymphe, enthalten. An bestimmten Stellen ragt jeweils ein Büschel Stereozilien das in der sogenannten Cupula, einer gallertartigen Masse, eingebettet ist, wie Unterwasserpflanzen in die Flüssigkeit. Dreht man den Kopf, wird dieses Büschel durch die Bewegung der Endolymphe in Bewegung versetzt. Das wiederum registrieren die Haarzellen und senden entsprechende Informationen ans Gehirn.

Um sich das besser vorstellen zu können, betrachten wir mal ein Beispiel aus unserem Alltag. Steht ein Glas Wasser ruhig auf einem Tisch, bewegt sich auch das Wasser darin nicht – so weit, so logisch. Verschiebt man das Glas aber auf dem Tisch, bewegt sich auch das Wasser. Zwar bleibt es aufgrund seiner Trägheit im Glas, schwappt aber darin hin und her oder sogar über. Beim Innenohr passiert dasselbe: Dreht sich der Kopf, kommt die Endolymphe aufgrund ihrer Trägheit in Bewegung und reizt die Haarzellen.

An diesem Beispiel sieht man auch, warum das Gleichgewichtsorgan nur Beschleunigungen, aber keine Geschwindigkeit registriert. Wenn ich nämlich das Glas Wasser auf einem

VESTIBULÄRE HAARZELLE

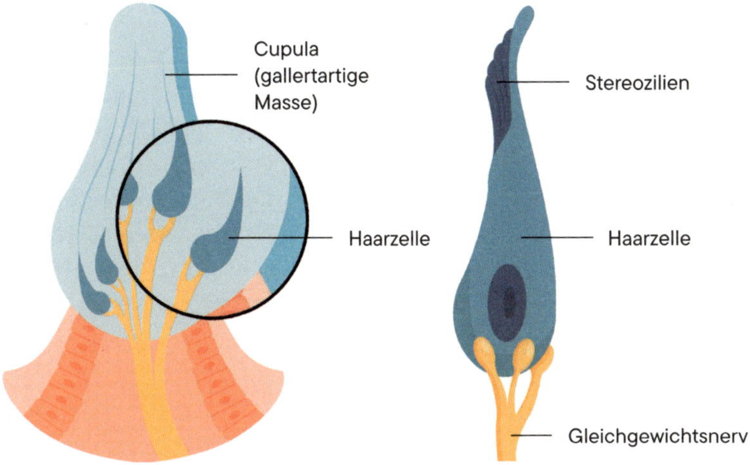

FUNKTION DES GLEICHGEWICHTSSINNS

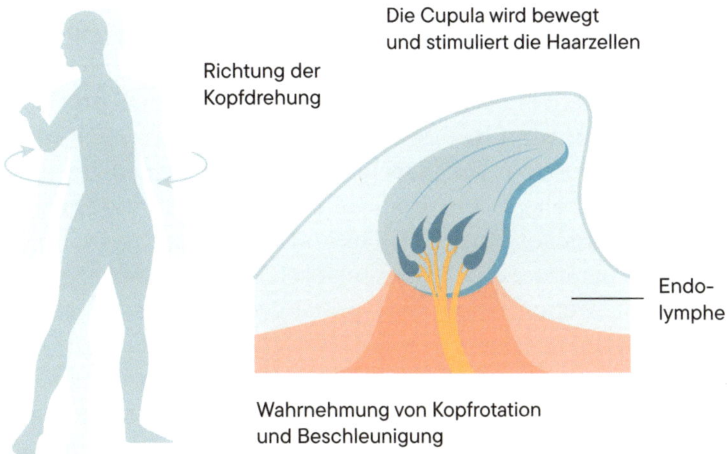

Tablett durch den Raum trage, bewegen sich Flüssigkeit und Glas im gleichen Tempo. Genau dieses Phänomen erklärt auch, warum wir langes Fliegen in hoher Geschwindigkeit nicht bemerken, aber das Beschleunigen im Rennwagen sehr deutlich.

Haarzellen sind nach aktuellem Wissensstand die am schnellsten reagierenden Sinneszellen. Bereits nach deutlich weniger als 0,1 Millisekunden reagiert die Zelle auf eine Auslenkung der Stereozilien und leitet die Information weiter. Die Sinneszellen im Auge hingegen benötigen nach einem Lichtreiz 30 bis 300 Millisekunden, bis sie reagieren. Selbst winzigste Drehungen des Kopfes von nur fünf Tausendstel Grad pro Sekunde werden von den Haarzellen exakt erfasst.

EINE TRÄGE SACHE

Neben den Haarzellen hat sich im Lauf der Evolution noch ein weiteres Bauprinzip zur Orientierung im Raum durchgesetzt, das sich ebenfalls im Gleichgewichtsorgan des Menschen wiederfindet. In den Urmeeren vor über 500 Millionen Jahren nutzten einfache Nesseltiere, die unseren heutigen Quallen sehr ähnlich waren, erstmals träge Massen zur Unterscheidung von oben und unten. Dazu bildeten sie in ihrer Haut kleine, flüssigkeitsgefüllte Blasen, in denen ein Kalksteinchen eingeschlossen war. Die Blasen selbst bestanden aus Haarzellen, deren Ausläufe, also die Stereozilien, in die Blase hineinragten. Da die eingeschlossenen Steinchen von der Schwerkraft stets nach unten gezogen wurden, reizten sie die Haarzellen am Boden der Blase. Dadurch »wussten« die Nesseltiere jederzeit, wo oben und unten war, und konnten sich bereits auf eine zwar noch primitive, aber schon sehr zuverlässige Art orientieren.

Ein ähnliches, nur deutlich komplexeres Bauprinzip findet sich auch im menschlichen Gleichgewichtsorgan. Denn neben den drei Bogengängen beherbergt unser Gleichgewichtsorgan noch zwei sogenannte Otolithen-Organe. Darunter versteht man Ausbuchtungen des Gleichgewichtsorgans, in denen kleine Steinchen in einer gelartigen Flüssigkeit schwimmen und darin fixiert sind. Während in den Bogengängen die Flüssigkeit im Innenohr bei Drehbewegungen des Kopfes die Stereozilien auslenkt und es dadurch zu einem Signal ans Gehirn kommt, ist das Prinzip bei den Otolithen-Organen etwas anders. Hier ragen die Stereozilien in eine Gelschicht, die durch die kleinen Steinchen, die sogenannten Otolithen, zusätzlich beschwert wird. Beschleunigt der Kopf nach oben und unten oder vor und zurück, bleiben die Otolithen aufgrund ihrer Trägheit ähnlich wie die Flüssigkeit in den Bogengängen zunächst zurück und lenken dadurch die Stereozilien aus. Im Gegensatz zu den Bogengängen registrieren die beiden Otolithen-Organe also keine Drehbeschleunigungen, sondern geradlinige Beschleunigungen.

Die beiden Otolithen-Organe Sacculus und Utriculus haben dabei unterschiedliche Aufgaben. Der Sacculus registriert Beschleunigungen in der Senkrechten. Er ist also im Einsatz, wenn wir etwa mit dem Aufzug fahren. Der Utriculus dagegen registriert horizontale Beschleunigungen, wie sie unter anderem beim Beschleunigen oder Abbremsen in einem Auto auftreten. Auch hier werden nur Beschleunigungen und keine Geschwindigkeiten registriert. Ob wir bei über tausend Kilometern pro Stunde im Flugzeug sitzen oder zu Hause im Sessel, können die Otolithen-Organe nicht unterscheiden und wir selbst nur, weil wir eben die Umgebung sehen.

Was hat das jetzt aber alles mit dem Lagerungsschwindel des Patienten Herrn S. zu tun? Nun, beim Lagerungsschwindel lösen sich einzelne Steinchen aus dem Gel der Otolithen-Organe und verirren sich in einen der drei Bogengänge. Hier werden sie bei bestimmten Bewegungen wie in einer Schnee-

GLEICHGEWICHTSORGAN MIT HÖRSCHNECKE IM INNENOHR

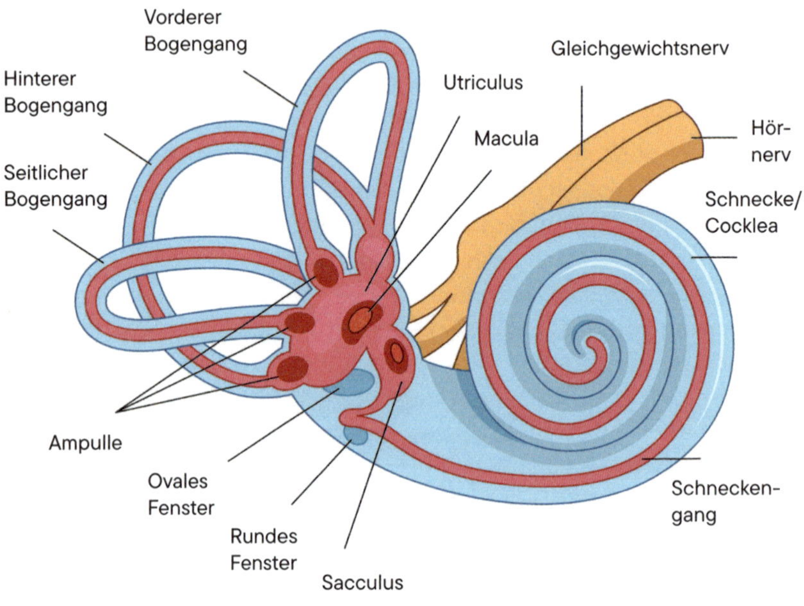

FUNKTION VON OTOLITHEN UND SINNESZELLEN

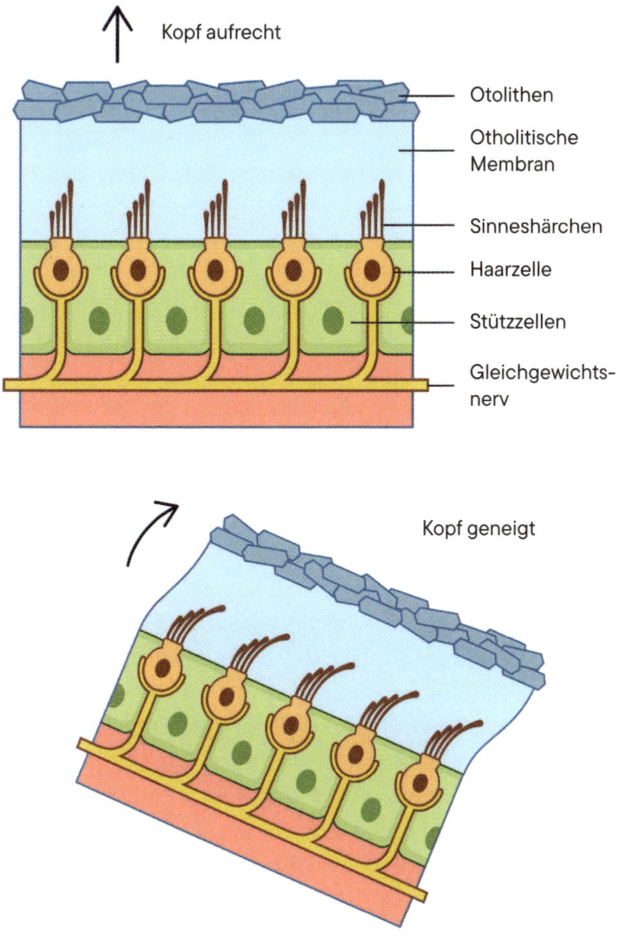

kugel aufgewirbelt und führen zu einer sehr starken Auslenkung der Stereozilien. Da das aber nur in einem Ohr passiert, bekommt das Gehirn zwei völlig unterschiedliche Informationen: Das betroffene Ohr meldet eine extreme Drehbeschleunigung, das gesunde Ohr keine oder nur eine ganz schwache. Diese widersprüchlichen Informationen kann das Gehirn nicht verarbeiten – sie passen einfach nicht mehr zusammen – und wir spüren seine Verwirrung dann als heftigen Schwindelanfall, der sich aber von selbst wieder beruhigt. Denn wie bei einer Schneekugel sinken die Otolithen, also die kleinen fehlgeleiteten Steinchen, im betroffenen Bogengang nach einer Weile auch wieder nach unten. Damit endet die sich widersprechende Information und der Schwindel lässt nach kurzer Zeit wieder nach.

Je nachdem, in welchen der drei Bogengänge sich die Steinchen verirrt haben, kommt es zu unterschiedlichen Nystagmus-Bewegungen der Augen, wenn man sie mit der Frenzelbrille untersucht. Im Fall von Herrn S. konnte ich aufgrund der Untersuchung erkennen, dass die Otolithen im hinteren Bogengang des linken Innenohres ihr Unwesen trieben. Die Diagnose war also gestellt. Jetzt ging es nur noch darum, die richtige Behandlung einzuleiten, damit es ihm wieder besser ging.

Wie aber bekommt man die verirrten Steinchen wieder aus einem Bogengang heraus? Im Ohr herumzustochern ist keine gute Idee. Sie herausholen geht leider auch nicht, da das Innenohr tief im Felsenbein liegt und nicht einfach zu erreichen ist. Es bedarf vielmehr eines Tricks oder, wissenschaftlicher formuliert, eines Lagerungsmanövers, um die Otolithen wieder aus dem Bogengang zu entfernen. Vereinfacht gesagt, muss man dabei den Kopf so bewegen, dass die Flüssigkeit im Innenohr die Steinchen durch die Bewegung wieder herausspült. Es ist ein bisschen wie bei diesen Spielen, die Sie bestimmt kennen, wo man eine Kugel in ein Ziel bringen muss, ohne dass sie einen Irrweg nimmt. Wie bei solchen Kugellabyrinthen ist das auch beim Innenohr keine ganz leichte Aufgabe. Erschwerend hinzu kommt, dass es für jeden Bogengang und jeden Lagerungsschwindel ein eigenes Manöver gibt. Da kann man selbst als Arzt schon mal den Überblick verlieren. In Kapitel 13 werden daher die Lagerungsmanöver für die häufigsten Arten des Lagerungsschwindels ausführlich erklärt (siehe Seite 194).

So kompliziert sie am Anfang auch erscheinen mögen, so erfolgreich sind die Lagerungsmanöver bei richtiger Durchführung. Oft verschwindet der Schwindel bereits nach wenigen Tagen. In der Praxis habe ich mir angewöhnt, den Patienten das für sie passende Lagerungsmanöver mithilfe eines Merkblattes zu erklären und sie aufzufordern, dieses mehrfach täglich durchzuführen. Sollte der Schwindel dann nach wenigen Tagen nicht weg sein, wiederhole ich die Untersuchung, da es in seltenen Fällen auch passieren kann, dass die Otolithen dabei in einen anderen Bogengang verrutschen. In diesen Fällen ist dann ein weiteres Lagerungsmanöver erforderlich.

Bei Herrn S. war die Sache jedoch relativ einfach. Ich erklärte ihm die Übungen und habe danach nie wieder etwas von ihm gehört. Wahrscheinlich hat er sich einerseits gefreut, wie einfach die Behandlung war, und andererseits auch ein bisschen geärgert, dass er nicht schon früher zu mir gekommen war.

3

ALTERSSCHWINDEL

Wenn der Gleichgewichts-sinn in die Jahre kommt

Frau K., eine gepflegte 82-jährige Dame, kam bei ihrer Tochter untergehakt in meine Praxis. Schon beim ersten Blick merkte ich, dass Frau K. sehr wackelig und unsicher auf den Beinen war. Auch beim Hinsetzen neigte sie sich erst gefährlich zur Seite, bevor sie sich nach hinten in den Sitz fallen ließ. Etwas verzweifelt sah sie erst mich und dann ihre Tochter an. Es stellte sich heraus, dass Frau K. seit Jahren unter einem zunehmenden Schwankschwindel mit Gangunsicherheit litt. Vor drei Wochen sei sie schließlich in der Wohnung gestürzt. Erst zwei Stunden später habe die Tochter ihre Mutter am Boden liegend gefunden. Allein traue sie sich nun schon lange nicht mehr aus dem Haus, in ein Heim wolle sie aber auch nicht, da sie geistig ja noch fit sei, erzählte sie mir. Nach dem Sturz habe die Hausärztin sie zum HNO-Arzt überwiesen, um zu überprüfen, ob das Gleichgewicht in Ordnung sei. Sonst hätten bisher noch keine Untersuchungen stattgefunden. Die Computertomografie vom Kopf, die nach dem Unfall angefertigt worden war, sei unauffällig gewesen.

Nachdem ich noch einmal die genauen Schwindelsymptome und deren Häufigkeit abgefragt hatte, wollte ich wissen, ob es sonst noch Erkrankungen gab und ob die betagte Dame regelmäßig Medikamente einnahm. Als Antwort erhielt ich einen Zettel mit einer ganzen Reihe von Mitteln, die sie gegen Bluthochdruck, Herzrhythmusstörungen und einen zu hohen Cholesterinspiegel einnahm. Eigentlich nichts Besonderes für ihr Alter. Vor fünf Jahren habe sie außerdem aufgrund einer starken Arthrose eine neue Hüfte bekommen, und sie sei wegen einem grauen Star am rechten Auge operiert worden. Wegen Schlafstörungen nehme sie ab und zu außerdem eine kleine weiße Pille, die ihr die Hausärztin für den Bedarfsfall verschrieben hätte. Auf die Frage, was genau das sei, wussten weder Tochter noch Mutter den Namen oder gar den Wirkstoff.

Meine Untersuchungen der Gleichgewichtsorgane im Innenohr waren ohne einen krankhaften Befund. Bei der Untersuchung mit der Frenzelbrille zeigten sich keine Nystagmen, und der Kopfimpulstest war regelrecht. Im Hörtest, den ich aufgrund des Alters und der offensichtlichen Hörprobleme veranlasste, wurde eine Innenohrschwerhörigkeit deutlich, die ich schon vermutet hatte. Aufgrund der schlechten Ergebnisse beim Sprachhörtest, bei dem Patienten Zahlen und einsilbige Worte nachsprechen müssen, konnte ich sehen, dass es höchste Zeit für die Anpassung von Hörgeräten war.

Doch ich wollte ja nicht in erster Linie wissen, warum Frau K. schlecht hörte, sondern wollte herausfinden, warum der Patientin ständig schwindelig war und sie sich kaum auf den Beinen halten konnte. Was diese Frage anging, war ich nicht viel weitergekommen. Die Funktion der Gleichgewichtsorgane im Innenohr schien in Ordnung zu sein. Also musste es an etwas anderem liegen. Sehen wir uns deshalb doch einmal an, welche Organe und Funktionssysteme neben den eigentlichen Gleichgewichtsorganen, die wir in Kapitel 2 kennengelernt haben, noch im »Team Gleichgewicht« sind.

TEAMMITGLIED **AUGEN**

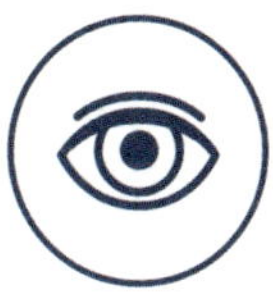

Sicher eines der wichtigsten Sinnesorgane für die räumliche Orientierung sind unsere Augen. Sie liefern uns ein dreidimensionales Bild unserer Umgebung und geben uns damit optischen Halt.

Unser Auge ist ein ziemlich komplexes Organ, das Lichtstrahlen einfängt und sie in elektrische Signale umwandelt, die dann an das Gehirn weitergeleitet werden, das daraus wiederum Bilder macht, die uns Informationen über unsere Umgebung liefern. Wenn wir etwas sehen, fällt zunächst Licht durch die Hornhaut und die elastische Linse. Diese bricht das Licht und lenkt es auf die Netzhaut. Durch die Größe der Pupille und die variable Krümmung der Linse ist es uns möglich, die Menge des einfallenden Lichts zu kontrollieren und Punkte in verschiedener Entfernung scharf zu stellen. In der Netzhaut befinden sich zwei Arten von lichtempfindlichen Zellen, etwa 120 Millionen Stäbchen, die für das Hell-Dunkel-Sehen zuständig sind, und etwa sechs Millionen Zapfen, die farbiges Sehen ermöglichen. Werden sie durch das Licht angeregt, senden sie über den Sehnerv ein elektrisches Signal ans Gehirn. Eine konzentrierte Ansammlung von Zapfen an einer Stelle der Netzhaut bezeichnen wir als gelben Fleck oder Fovea – es ist der Punkt des schärfsten Sehens. Wenn wir etwas direkt ansehen wollen, richten wir die Augen so aus, dass das Objekt hier abgebildet wird. Knapp daneben verbinden sich die Nervenfasern der Lichtsinneszellen zum Sehnerv. Daher gibt es dort gar keine Sinneszellen. Diesen Ort nennt man deshalb blinden Fleck

Von Beginn der Evolution an entwickelten sich die Augen paarig, denn erst zwei Augen ermöglichen räumliches Sehen. Das hat folgenden Grund: Da unsere Augen einige Zentimeter auseinanderstehen, senden sie zwei minimal unterschiedliche Bilder an das Gehirn. Dieses kombiniert die beiden Bilder, indem es sie übereinanderlegt, und schafft so den dreidimensionalen Eindruck.

Damit das Bild der Umgebung auch bei Bewegung stabil bleibt, werden die Augenbewegungen nicht nur bewusst von uns reguliert, sondern auch automatisch durch eine direkte Verbindung von den Gleichgewichtsorganen zu den Augenmuskeln gelenkt. Die drei Augensteuerungssysteme haben wir ja bereits in Kapitel 2 kennengelernt: den vestibulookulären Reflex, das Blickfolgesystem und das Sakkadensystem.

So genial das auch ist, was unser Auge da leistet, muss man zugeben, es hat auch seine Grenzen und ein paar Nachteile gegenüber dem Gehör – und das sage ich jetzt nicht nur, weil ich HNO-Arzt bin. Wie gut das Auge sieht, ist zum Beispiel stark von der Umgebungshelligkeit abhängig. Außerdem präsentieren uns die Augen immer nur einen vergleichsweise kleinen Ausschnitt der Umgebung. Anders ist das bei den Ohren.

TEAMMITGLIED **GEHÖR**

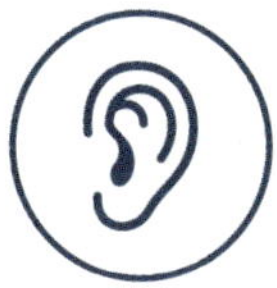

So wichtig die Augen für die Orientierung bei Tageslicht sind, im Dunkeln oder hinter uns sehen wir nichts. Hier orientieren wir uns vor allem über unser Gehör. Im Gegensatz zu den Augen schlafen die Ohren nie. Man kann sie auch nicht einfach schließen und so die Umgebungsreize ausblenden. Die Ohren registrieren – sofern sie einwandfrei funktionieren – rund um die Uhr und in einem Radius von 360 Grad alle akustischen Signale. Zum Glück filtert unser Zwischenhirn im Rahmen der Hörverarbeitung alle unwichtigen Geräusche wieder heraus, sodass wir trotz der Hintergrund- und eigener Körpergeräusche so etwas wie eine akustische Ruhe empfinden können. Sonst würden wir wahrscheinlich verrückt werden. Droht jedoch Gefahr oder wollen wir ganz bewusst etwas hören, wird der Filter durchlässiger und wir nehmen die akustischen Signale um uns herum wieder deutlich wahr.

Unser Gehör ist also so etwas wie der Wachhund unter den Sinnesorganen. Selbst wenn wir schlafen, fängt er bei ungewohnten Geräuschen an zu bellen. Entsprechend eng ist unser Gehör auch mit unserem Stresssystem verbunden, damit im Falle des Falles eine schnelle Reaktion erfolgen kann.

Unsere räumliche Orientierung wird ebenfalls durch das Gehör unterstützt. So orientieren sich blinde Menschen beispielsweise durch die Reflexion von Geräuschen an verschiedenen Gegenständen und Wänden und können dadurch erkennen, wie ihre Umgebung beschaffen ist. Bei älteren Menschen mit Gleichgewichtsstörungen wiederum wirken konstante Geräuschquellen – zum Beispiel ein Radio, das immer an derselben Stelle Musik spielt – stabilisierend und reduzieren das Sturzrisiko. Die vom Ohr georteten Geräuschquellen wirken dabei wie ein akustischer Anker, der die räumliche Orientierung verbessert.

TEAMMITGLIED **PROPRIOZEPTIVES SYSTEM**

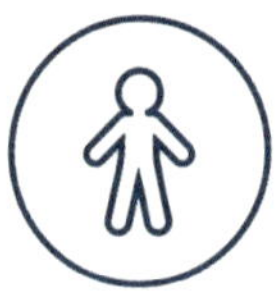

Bis hierher haben wir gelernt, wer im »Team Gleichgewicht« dafür zuständig ist, das Gehirn über Beschleunigungen des Kopfes sowie die Optik und Akustik unserer Umwelt zu informieren. Nun fehlt noch das Teammitglied, das erkennt, wie wir gerade im Raum stehen, liegen oder sitzen. Für diese Informationen ist die Tiefensensibilität zuständig, die wir auch propriozeptives System nennen. *Proprio* bedeutet auf Lateinisch »eigenes« und *recipere* »aufnehmen«. Das Wort Propriozeption meint also so viel wie »sich selbst wahrnehmen«.

Damit das funktioniert, sind in unseren Gelenken, Sehnen und Muskeln lauter kleine Rezeptoren eingebaut. Sie registrieren die Stellung der Gelenke, die Spannung der Muskulatur und leiten diese Information ans Gehirn weiter. Wenn wir uns also bücken, um nach etwas zu greifen, ist unser Gehirn stets darüber informiert, in welcher Stellung sich jeder einzelne Finger, der kleine Fußzeh oder auch der Kopf gerade befinden und welche Kraft die einzelnen Muskeln benötigen, um den Gegenstand aufzuheben. Das gilt auch für alle anderen Bewegungsabläufe, die wir tätigen. Das propriozeptive System hat also ganz schön viel zu tun. Es ist praktisch das Kontrollzentrum unseres Bewegungsapparates. Egal, ob wir an der Kasse stehen, Fahrrad fahren, uns auf der Couch räkeln oder einen Salto vom Sprungbrett machen – bei jeder dieser Bewegungen findet ein ständiger Abgleich der tatsächlichen Bewegungsabläufe mit den beabsichtigten Bewegungen statt. Und wie der Trainer eines Teams hat das Gehirn jederzeit die genaue Position jedes einzelnen Körperteils im Blick.

Diese Aufgabe des Gehirns wird von uns bei alltäglichen Bewegungsabläufen allerdings nicht bewusst wahrgenommen, weshalb das propriozeptive System häufig auch unterschätzt wird. Doch so unscheinbar es im Gegensatz zu Ohren und Augen auf den ersten Blick erscheinen mag, für das Halten unseres Gleichgewichts ist es extrem wichtig.

Die meisten Rezeptoren des propriozeptiven Systems befinden sich beim Menschen übrigens in den Füßen und am Nacken. Dort werden Schlüsselfunktionen kontrolliert: die Bewegung und Stellung der Füße sowie die Kopfstellung.

TEAMMITGLIED
GEHIRN

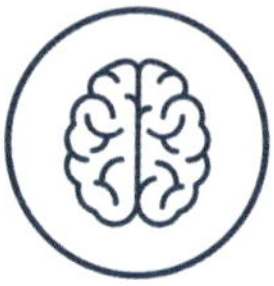

Unsere Sinne können noch so viele Informationen sammeln, sie alle hätten keinen Wert, wenn da nicht jemand wäre, der sie zusammenführt und bewertet. Genau dafür ist der Großrechner in unserem Kopf, das Gehirn, zuständig. Hier treffen rund um die Uhr unzählige Signale aus Ohren, Augen und von den Rezeptoren der Muskeln und Gelenke ein. Wie Puzzleteile werden sie vom Gehirn sortiert und zusammengesetzt, um sich ein Bild der eigenen Position im Verhältnis zur Umgebung zu machen und gegebenenfalls Konsequenzen daraus zu ziehen.

Wir sprechen zwar oft einfach vom »Gehirn«, doch das ist eigentlich nur ein Überbegriff, denn es besteht aus mehreren Teilen, die sich zu verschiedenen Zeitpunkten der Evolution entwickelt und unterschiedliche Aufgaben haben. Grob unterscheiden kann man dabei vier Bereiche: das Stammhirn, das Zwischenhirn, das Kleinhirn und das Großhirn.

Das Stammhirn, häufig auch als Reptiliengehirn bezeichnet, ist der älteste Bestandteil. Er ist für die lebenserhaltenden Prozesse im Körper zuständig. Dazu gehören beispielsweise die Regulierung der Atmung, der Herz-Kreislauf-Funktionen und der Verdauung, die Organisation des Schlaf-Wach-Rhythmus und die Aufrechterhaltung der Körpertemperatur. Prozesse im Stammhirn finden weitgehend automatisch und reflexartig statt. Sie sind kaum beeinflussbar und laufen sehr schnell und energiesparend ab, um eine rasche Anpassung des Körpers an neue Anforderungen zu gewährleisten und unser Überleben zu sichern.

Das Zwischenhirn ist wesentlich jünger in seiner Entstehungsgeschichte und wird daher auch häufig Säugetiergehirn genannt. Es beherbergt unter anderem das limbische Nervensystem und den Thalamus. Zuständig ist es für unsere Gefühle, unser Verhalten und für die Auslösung von Stressreaktionen. Es verarbeitet alle Sinneseindrücke und spielt eine wichtige Rolle bei Lernprozessen. Die Bereiche des Zwischenhirns sind untereinander und mit allen anderen Teilen des Gehirns eng vernetzt, sodass es als eine wichtige zentrale Schaltstelle gilt. Die Prozesse im Zwischenhirn sind teilweise reflektorisch und teilweise erlernt. Sie laufen überwiegend unterbewusst ab und verbrauchen ebenfalls relativ wenig Energie.

Das Kleinhirn wird aufgrund seiner geringen Größe gern als Anhängsel des Gehirns betrachtet und damit in seiner Bedeutung völlig unterschätzt. Es enthält nämlich mehr Nervenzellen als das Großhirn und ist vor allem für die Koordinierung und Feinabstimmung, aber auch das Erlernen von Bewegungsabläufen zuständig. Damit kommt ihm gerade bei der Gleichgewichtsregulierung und der Körperstabilisierung eine herausragende Rolle zu. Neuere Forschungen zeigen, dass es außerdem absolut relevant für unsere Emotionsregulation und für die kognitiven Prozesse ist.

Das Großhirn ist der jüngste Teil unseres Gehirns. Sein enormes Wachstum hat zur Entwicklung des Menschen geführt. Es ermöglicht uns bewusstes Denken und Planen, Selbstreflexion sowie Kreativität, Musikalität und sprachliche Kommunikation. Das hat allerdings auch seinen Preis: Bewusste Prozesse im Großhirn verbrauchen sehr viel Energie und laufen, verglichen mit anderen Hirnteilen, ziemlich langsam ab. Das Großhirn ist paarig angelegt, die beiden Hälften unterscheiden sich hinsichtlich ihrer Funktion. Während die rechte Hirnhälfte eher für intuitive Kreativität und bildhaftes Denken zuständig ist, liegt der Schwerpunkt der linken Hälfte auf abstraktem Denken und sprachlichen Fähigkeiten.

Sie merken, wir haben also nicht ein einziges Gehirn, sondern eines, das sich aus vielen Teilen zusammensetzt. Jeder Teil hat seine speziellen Aufgaben und arbeitet parallel zu den anderen. Auch hier ist also ständiges Teamwork gefragt, damit alles funktioniert und die einzelnen Player nicht gegen-, sondern miteinander arbeiten. Das ist ähnlich wie in einer Fußballmannschaft, wo sich ebenfalls alle Spieler ständig absprechen und abstimmen müssen, um erfolgreich zu sein.

Auch unsere Gleichgewichtsregulation wird nicht nur von verschiedenen Sinnen gesteuert, sondern auch noch von unterschiedlichen Teilen des Gehirns. Schließlich müssen Informationen aus vielen Kanälen verarbeitet und zusammengeführt und daraus die richtigen Handlungen abgeleitet werden. Da dies sehr schnell und ohne viele Überlegungen stattfinden muss, finden wichtige Verarbeitungsmechanismen bereits auf der untersten Hirnebene, im Stammhirn, statt. Hier kommen in den sogenannten Vestibulariskernen alle Informationen an, die die Gleichgewichtsorgane über den Gleichgewichtsnerv liefern. Aber auch Informationen von den Bewegungssensoren im Bereich der Halswirbelsäule und von den Augen werden über spezielle Nervenverbindungen hierhin weitergeleitet. Die Vestibulariskerne sind daher in der Lage, die Bewegungen des Kopfes und der Augen exakt zu erkennen und über Verbindungen zur Augen- und Nackenmuskulatur zu steuern. Die Nystagmus-Bewegungen, die wir bereits kennengelernt haben (siehe Seite 27), haben hier ihren Ursprung. Aber auch die Muskelaktivität der Extremitäten wird teilweise von hier aus gesteuert und damit der Körper über Halte- und Stellreflexe stabilisiert.

Wir Menschen sind zwar nicht solche Bewegungskünstler wie Katzen, an diesen Tieren kann man aber gut beobachten, was die Vestibulariskerne leisten, wie sie alle Informationen, die bei ihnen ankommen, schnell verschalten und zur richtigen Reaktion führen: Katzen, die von einem Baum oder aus größerer Höhe fallen, landen immer auf den Füßen, indem sie

Kopf und Körper bereits in der Luft reflektorisch in die richtige Position bringen. Dass das so wunderbar funktioniert, haben sie ihren Vestibulariskernen zu verdanken, die die Infos aller Teammitglieder verbinden.

Aber zurück zum Menschen. Die Vestibulariskerne seiner rechten und linken Gehirnhälften sind über Nervenfasern sehr eng verbunden, was bei der Therapie von Erkrankungen der Gleichgewichtsorgane eine wichtige Rolle spielt.

DAS MENSCHLICHE GEHIRN

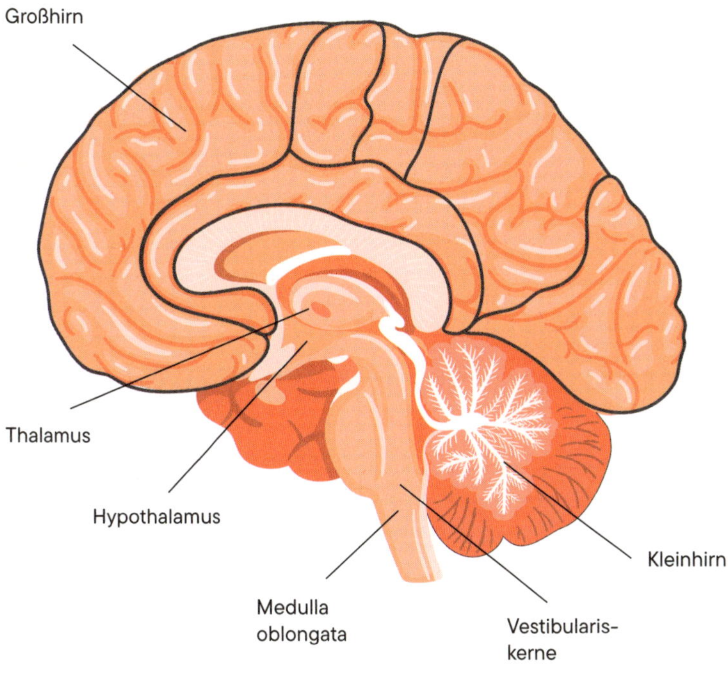

Das im Bereich der Medulla oblongata im Hirnstamm liegende Brechzentrum hat ebenfalls enge Verbindungen zu den Vestibulariskernen. Daher kommt es bei Schwindelbeschwerden häufig auch zu Übelkeit oder Erbrechen.

Weitere Verbindungen bestehen zum Thalamus und Hypothalamus im Zwischenhirn. Hierüber werden die typischen Angst- und Stressreaktionen bei Schwindel ausgelöst.

Auch das Kleinhirn spielt bei der Bewegungskoordination eine wichtige Rolle und ist eng mit den Vestibulariskernen verbunden. Es mischt unter anderem bei den Reflexen für die Augen-, Kopf- und Extremitätenbewegung mit.

STEUERUNG DES GLEICHGEWICHTS IM GEHIRN

Gehirnareal	Funktion	Symptome
Vestibulariskerne	Steuerung Augen- und Kopfbewegung, Stabilisierung des Körpers	Nystagmus, Gang- und Standunsicherheit
Medulla oblongata	Brechzentrum	Übelkeit, Erbrechen
Kleinhirn	Koordination	Nystagmus, Fallneigung, Bewegungsunsicherheit
Thalamus/ Hypothalamus	Bewertung von Sinneseindrücken, Gefühle, Stressreaktionen	Angst, Stressreaktionen

Schließlich sind auch bestimmte Bereiche im seitlichen Großhirn an der Gleichgewichtsregulation beteiligt, und hier entsteht das eigentliche Schwindelgefühl.

Solange alles glattläuft und die Teamarbeit zwischen den Sinnesorganen und den verschiedenen Gehirnanteilen funktioniert, befinden wir uns im Gleichgewicht. Kommt es aber zu Störungen eines oder mehrerer der beteiligten Systeme, wird uns schwindelig. Entsprechend der Vielfalt dieser Systeme gibt es auch sehr unterschiedliche Ursachen für Schwindelbeschwerden, und genau das kann die exakte Diagnose im Einzelfall so schwer machen. Dass auch verschiedene Fehlfunktionen zusammenkommen können, macht die Sache nicht einfacher.

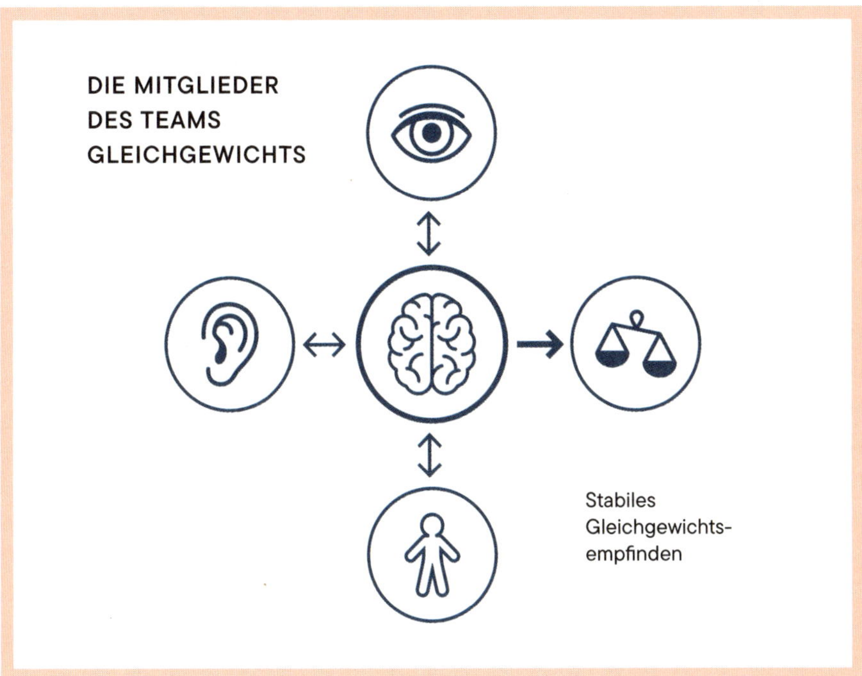

Grundsätzlich unterscheidet man bei Schwindelerkrankungen zwei Gruppen. Einmal die, deren Ursache bei den Sinnesorganen selbst liegt, dann stimmt irgendetwas in der Wahrnehmung der Informationen und ihrer Weiterleitung nicht. Die andere Gruppe umfasst Erkrankungen, die ihre Ursachen im zentralen Nervensystem haben, also im Gehirn.

Bei der ersten Gruppe erhält das Gehirn von einem oder mehreren Sinnesorganen fehlerhafte oder gar keine Informationen, sodass Puzzleteile nicht zusammenpassen oder ganz fehlen. Statt sich ein klares Bild der Umgebung und der eigenen Position im Raum machen zu können, widersprechen sich die Informationen der verschiedenen Sinnesorgane, was zu Symptomen wie Schwindel, Nystagmus-Bewegungen der Augen, Übelkeit und Angst führt.

Im Fall von Funktionsstörungen des Zentralnervensystems, der zweiten Gruppe, kommen zwar alle Informationen an, das Gehirn könnte das Puzzle also wunderbar zusammensetzen. Es ist aber aus unterschiedlichen Gründen nicht oder nicht mehr in der Lage, dies zu tun. So entsteht kein eindeutiges Bild, was zu entsprechenden Symptomen führt. Dabei muss das Gehirn selbst nicht einmal geschädigt, sondern lediglich seine Funktion beeinträchtigt sein. Das ist beispielsweise bei Kreislaufproblemen oder Stoffwechselstörungen der Fall, wenn das Gehirn etwa nicht ausreichend durchblutet wird. Auch Medikamente, Alkohol oder Drogen beeinflussen die Hirnfunktion häufig stark und können zu Schwindel führen. Jeder, der schon einmal zu tief ins Glas geguckt hat, kann davon ein Lied singen – man hat Augen, Kopf und Körper in diesem Fall scheinbar nicht mehr unter Kontrolle, alles dreht sich um einen, und in der Regel wird einem auch ziemlich übel.

SCHWINDEL IM HOHEN LEBENSALTER

Kommen wir noch einmal zurück zu meiner Patientin Frau K. Nachdem wir in diesem Kapitel die Schwindelursachen genauer beleuchtet haben, können wir uns nun fragen, welche Störungen bei ihr zu den Schwindelbeschwerden und zu der Gangunsicherheit geführt haben könnten. Erinnern wir uns: Es geht um eine 82 Jahre alte Dame, die Blutdruckmedikamente nahm, Herzrhythmusstörungen und bereits eine neue Hüfte wegen Arthrose-Beschwerden hatte. Außerdem hatte sie eine Augenoperation hinter sich. Ihr Hörvermögen war eingeschränkt, und sie trug eine Brille.

Auch ich als HNO-Arzt mache bei der Suche nach der Ursache im Prinzip nichts anderes, als die verschiedenen Teammitglieder des Gleichgewichtssinnes Punkt für Punkt durchzugehen: Die eigentlichen Gleichgewichtsorgane, also Bogen, Utriculus und Sacculus, waren bei den von mir durchgeführten Untersuchungen bei Frau K. sowohl auf der rechten als auch der linken Seite in Ordnung. Das heißt aber nur, dass sie seitengleich funktionierten. Denn bei den klinischen Untersuchungen lässt sich nicht der objektive Funktionszustand jedes einzelnen Gleichgewichtsorgans feststellen, sondern nur, ob beide gleich gut oder eben auch gleich schlecht funktionieren. Ein Hinweis auf einen altersbedingten Verschleiß der Funktion gibt aber der Hörtest. Denn das Innenohr besteht aus Hör- und Gleichgewichtsorgan, und genau so, wie das Hörvermögen durch natürliche Alterungsprozesse abnimmt, verringert sich auch die Funktion der Gleichgewichtsorgane. Das schlechte Hören bei der Patientin war daher ein Hinweis auf eine insgesamt reduzierte Funktion ihres Innenohres, also auch ihrer Gleichgewichtsorgane. Dazu kommt, dass der Hörverlust auch die räumliche Orientierung negativ beeinflusst und das Sturzrisiko erhöht. Ab einer Hörminderung von 25 dB steigt es um das 1,4-Fache pro weiteren 10 dB Hörverlust. An dieser Stelle deshalb noch einmal ganz deutlich: Menschen, die schlecht hören, haben automatisch auch eine mangelnde Orientierung im Raum, was ihr Sturzrisiko unabhängig von Schwindelbeschwerden erhöht.

Das Sehen war bei der Patientin ebenfalls eingeschränkt. Das rechte Auge war bereits wegen eines grauen Stars operiert worden, das linke jedoch noch nicht. Außerdem litt sie unter einer altersentsprechenden Sehschwäche. Beides reduziert die visuellen Informationen, die das Auge an das Gehirn weitergeben kann, und führt zu einer schlechteren Orientierung, vor allem bei mangelnder Beleuchtung. Insgesamt nimmt die Sehkraft im Alter durch verschiedene Faktoren kontinuierlich ab: Die Linse wird weniger elastisch und trübt sich, die Pupille öffnet sich nicht mehr so weit, und die Anzahl der Sinneszellen im Auge nimmt allmählich ab.

Der Bewegungsapparat von Frau K. zeigte ebenfalls altersentsprechende Verschleißerscheinungen: Ihre Muskeln waren nicht mehr so stark, außerdem waren Sehnen und Gelenke versteift. Die dadurch bedingte Instabilität und Unsicherheit beim Gehen führen bei Patienten dieses Alters automatisch zu Verspannungen im Nacken-Schulter-Bereich. Da diese praktisch immer asymmetrisch sind, kommt es häufig zu sich widersprechenden Informationen aus dem propriozeptiven System. Das heißt, die Rezeptoren, die die Stellung und Bewegung des Kopfes an das Gehirn weitergeben, melden unterschiedliche Positionen. Man weiß dann im wahrsten Sinne des Wortes nicht mehr, wo einem der Kopf steht.

Auch das Gehirn ist bei einer 82-Jährigen natürlich nicht mehr ganz neu. Mit steigendem Alter verliert es an Leistungsfähigkeit. Es bleibt zwar fitter, je mehr man es noch benutzt und fordert, aber eine langsame Reduzierung lässt sich nicht verhindern. Mikrodurchblutungsstörungen spielen dabei genauso eine Rolle wie Veränderungen der Nervenzellen und ihrer Verbindungen. Werden zusätzlich noch Medikamente eingenommen, die dämpfend auf die Gehirntätigkeit wirken, wie beispielsweise Schlafmittel, Antiallergika oder Antidepressiva, begünstigt das ebenfalls Schwindelbeschwerden.

Ein zu niedrig eingestellter Blutdruck kann vor allem bei älteren Patienten Schwindelbeschwerden auslösen. Da die Blutgefäße nicht mehr so elastisch sind, ist vor allem nach dem Aufstehen ein ausreichend hoher Blutdruck notwendig, um das Blut schnell genug ins Gehirn zu pumpen. Studien zeigen, dass es zu Problemen kommen kann, wenn der obere Blutdruckwert bei über 70-Jährigen unter 130 Millimeter-Quecksilbersäule (mmHg) liegt. Neben Schwindel kann das auch zu einer allgemeinen Verschlechterung der Hirnleistungsfähigkeit führen.

Sieht man sich all diese Befunde an, ist es eigentlich kein Wunder, dass Frau K. unter diffusen Schwindelbeschwerden mit Unsicherheitsgefühlen und Gangstörungen litt und bereits einmal gestürzt war. Verantwortlich dafür war in ihrem Fall nicht die Erkrankung eines Organs oder eines Funktionssystems, sondern die Kombination vieler kleiner Schädigungen und Funktionsstörungen. Ihre Diagnose hat deshalb auch keinen genauen Namen einer bestimmten Erkrankung. Frau K. leidet schlichtweg an einer normalen Alterserscheinung: der sogenannten Altersschwäche.

Aber welche Diagnose sollte ich nun stellen? Und wie sollte ich der Patientin helfen, wenn die Ursachen für den Schwindel altersbedingt und damit ja kaum rückgängig zu machen waren?

»Schwindel im Alter« ist trotz der Häufigkeit (noch) keine offizielle Diagnose. Dabei ist ab dem 75. Lebensjahr Schwindel das von Patienten am häufigsten in Arztpraxen geäußerte Problem. Pro Jahr suchen 20 Prozent der über 60-Jährigen und 50 Prozent der über 80-Jährigen wegen Schwindelbeschwerden, die sie im Alltag beeinträchtigen, einen Arzt auf. Eine Studie mit über 800 Patienten über 65 Jahren, die 2014 im Raum Augsburg gemacht wurde, kommt zu dem Ergebnis:

Schwindel ist einer der wichtigsten Faktoren für die Beeinträchtigung der Lebensqualität und für den Rückzug älterer Menschen von sozialen Aktivitäten.

Umso erstaunlicher ist es, dass »Schwindel im Alter« von Ärzten nicht offiziell als Diagnose gestellt werden kann. Dabei gibt es bereits in der griechischen Mythologie eine sehr schöne Beschreibung der alterungsbedingten Instabilität, sogar mit einem Therapievorschlag. Lassen Sie uns also einen kurzen Ausflug in die Geschichte von Ödipus und der Sphinx machen.

Die Sphinx war ein Mischwesen aus Löwe und Frau mit zusätzlichen Flügeln, das vor den Toren von Theben auf einem Stein hockend ihr Unwesen trieb: Jedem, der sich ihr näherte, sang sie ein Rätsel vor. Wurde es nicht gelöst, was regelmäßig der Fall war, wurde der Unglückliche von ihr gefressen. Um sie zu besiegen, machte auch Ödipus sich auf den Weg zu ihr und erhielt ein besonders schwieriges Rätsel: »Was ist das? Es hat am Morgen vier Füße, am Mittag zwei Füße und am Abend drei Füße.«

Ödipus überlegte nicht lange und antwortete: »Das ist der Mensch! Als kleines Kind krabbelt er auf allen Vieren. Als Erwachsener geht er aufrecht auf zwei Beinen durchs Leben, und als alter Mensch benötigt er einen Krückstock, um sich zu halten.« Aus Gram über die richtige Antwort stürzte sich die Sphinx in den Tod und Theben war befreit.

Die Legende soll uns daran erinnern: Genau so, wie wir am Anfang des Lebens erst einmal lernen müssen, auf zwei Beinen zu stehen und zu gehen, verlieren wir diese Fähigkeit aufgrund von Alterungsprozessen irgendwann auch wieder und benötigen dann als Stütze ein »drittes Bein«. Auch den alten Griechen war also die Problematik der menschlichen Zweibeinigkeit durchaus bewusst.

Medizinisch sind wir heute aber zum Glück ein Stück weiter und verstehen wesentlich besser, warum es zu Schwindel im Alter kommt und wie man diesen erfolgreich behandeln kann. Angesichts der demografischen Entwicklung in den Industrienationen ist dies auch von großer Bedeutung, denn spätestens, wenn die Boomer-Generation das 70. Lebensjahr überschreitet, wird das Alter wahrscheinlich die häufigste Schwindelursache sein und Schwindel im Alter eine der häufigsten Diagnosen in Arztpraxen.

Die beste Therapie ist immer, die Ursache der Beschwerden zu beseitigen – logisch. Das ist bei Altersprozessen naturgemäß aber schwieriger als bei anderen Diagnosen, dennoch kann man viele altersbedingte Funktionsstörungen verbessern. So lässt sich ein Hörverlust durch ein Hörgerät hervorragend ausgleichen. Regelmäßige Hörtests und die rechtzeitige Anpassung von Hörhilfen sind daher im Alter extrem wichtig. Das wirkt sich nämlich nicht nur positiv auf das Hören selbst aus, sondern, wie wir gelernt haben, auch auf die Orientierung im Raum sowie die Funktion des Gehirns. Studien belegen, dass zehn Prozent aller Demenzen und viele Stürze ausschließlich auf einer unbehandelten Schwerhörigkeit beruhen, weil bei fehlenden akustischen Informationen das Gehirn schneller abbaut. Das ist nicht anders als bei einem Muskel, den man nicht mehr trainiert.

Auch Sehstörungen führen zu einer Beeinträchtigung der räumlichen Orientierung, zu Unsicherheit und zu einem erhöhten Sturzrisiko. Die Operation von grauem oder grünem Star sowie individuell vom Optiker angepasste Brillen und eine regelmäßige Überprüfung der Sehstärke können deshalb zu einer Besserung von Schwindelbeschwerden beitragen.

Der Bewegungsapparat trägt zusätzlich maßgeblich dazu bei, dass wir im Gleichgewicht bleiben. Deshalb ist Bewegung bis ins hohe Alter je nach individuellen Möglichkeiten extrem wichtig. Dazu gehört ein gewisses Training der Ausdauer und der Muskeln. Gezielter Muskelaufbau, vor allem im Bereich der unteren Extremitäten, sowie ein möglichst gesundes Körpergewicht können zu mehr Stabilität und Mobilität führen. Lässt sich aus eigener Kraft keine Stabilität mehr erreichen, sind Gehhilfen angezeigt, dafür sollte man sich nicht schämen, sondern sich ihres wichtigen Nutzens bewusst sein.

Entsteht der Eindruck, dass das Gehirn deutlich an Leistung verliert, sollte man im Alter zunächst immer einen Medikamenten-Check beim Hausarzt durchführen lassen. Häufig addieren sich die Nebenwirkungen verschiedener Medikamente nämlich und erschweren dem Körper dann die Gleichgewichtsregulation. Herz-Kreislauf-Erkrankungen und Stoffwechselstörungen müssen natürlich behandelt werden, aber man sollte dennoch überprüfen lassen, ob alle Medikamente richtig dosiert sind und zusammenpassen. Konkret hilft gegen die Schwindelbeschwerden auch ein gezieltes Koordinations- und Gleichgewichtstraining, bei dem alle an der Gleichgewichtsregulation beteiligten Areale im Gehirn berücksichtigt werden. Darüber werden Sie im Laufe des Buches noch ausführlich lesen.

GEFÄHRLICHE STOLPERFALLEN

Schon ab einem Alter von 65 Jahren steigt das Sturzrisiko exponentiell an. Die Mortalitätsrate, also die Anzahl der Patienten, die in einem bestimmten Zeitraum an einer Krankheit versterben, ist unter Senioren bei Stürzen fast so hoch wie bei Herz-Kreislauf-Erkrankungen oder Krebs. Das liegt vor allem daran, dass Knochenbrüche und langwierige Bewegungseinschränkungen infolge eines Sturzes zu einem erhöhten Thrombose- und Infektionsrisiko und damit auch zu einer erhöhten Sterblichkeit führen.

Das Vermeiden von Stürzen bei Patienten mit Schwindel und Gangunsicherheit ist daher ein wichtiges therapeutisches Ziel und sollte oberste Priorität bei der Behandlung haben. Vor allem zwei Aspekte spielen dabei eine Rolle. Erstens nimmt die Muskelmasse und infolgedessen auch die Stabilität bei älteren Patienten ab. Ein regelmäßiges und gezieltes Krafttraining kann dem, wie beschrieben, entgegenwirken und den Abbau der Muckis deutlich verzögern. Der zweite Aspekt betrifft Stolperfallen im Haus und im näheren Umfeld als Auslöser von Stürzen. Nehmen Sie das ernst, man denkt oft, es wird schon nichts passieren, und dann geht es doch schief. Welche konkreten Maßnahmen und Vorkehrungen Sie auch in Ihren vier Wänden treffen können, finden Sie in der Checkliste »Sturzprophylaxe« in Kapitel 13 (siehe Seite 212).

Was ist nun aber mit dem »dritten Bein« aus der Sage von Ödipus und der Sphinx, also der Gehhilfe? Es wird keiner bestreiten: Gehstöcke und Rollatoren geben Halt und können dazu beitragen, Stürze zu vermeiden. Selbst fitte und junge Menschen können das zum Beispiel mit einem Wanderstock in der Hand bei Bergtouren gut beobachten. Aber, und das ist ein Aspekt, der oft übersehen wird: Gehhilfen sollten nicht zu frühzeitig verordnet werden, vor allem das Gehen am Rollator ist keine natürliche Fortbewegungsart. Es entlastet zwar natürlich den Bewegungsapparat; der sollte aber eigentlich, solange es noch irgendwie geht, trainiert werden. Es kommt bei Gehhilfen also vor allem auf den richtigen Zeitpunkt und die Quantität der Nutzung an. Mein Rat deshalb: Man kann erst einmal nur auf unsicheren Straßen und Wegen damit beginnen, sie in der eigenen Wohnung jedoch noch nicht einsetzen.

Wie aber stelle ich fest, ob ein Patient mit Schwindel im Alter schon eine Gehhilfe braucht oder noch nicht? Wie genau war die Lage bei Frau K.? Dazu gibt es zwei Untersuchungsmethoden: die Posturografie und den *Timed-up-and-go-Test.*

Postural bedeutet so viel wie Körperhaltung; *Grafie* bedeutet Aufzeichnung. Bei der Posturografie wird also die Körperhaltung aufgezeichnet. Dies geschieht mit einer Messplatte, auf der der Patient mit beiden Füßen steht. Mittels Kraftsensoren registriert die Platte die Lastverteilung auf den Füßen. Schwankt der Körper, ändert sich diese Lastverteilung nach vorne, hinten oder zur Seite. Während sich solche Schwankungen bei Gesunden aufgrund eines intakten Gleichgewichtssinnes in Grenzen halten, fallen sie bei Patienten mit Gleichgewichtsstörungen deutlich stärker aus. Je höher also die Schwankung auf der Messplatte, desto größer auch die Sturzgefahr im Alltag.

Die Untersuchung wird zunächst mit offenen Augen auf stabilem Untergrund, dann auf einer wackeligeren Schaumstoffmatte durchgeführt, im Anschluss unter denselben Bedingungen mit geschlossenen Augen. Auf Basis der Ergebnisse lässt sich das Sturzrisiko relativ gut einschätzen.

Eine einfache und überall durchführbare Untersuchung zur Einschätzung der Gangsicherheit ist der *Timed-up-and-go-Test.* Wie der Name schon sagt, wird dabei die Dauer der Zeit gemessen, die ein Patient zum Aufstehen und zum Gehen einer bestimmten Strecke braucht. Der Patient sitzt also zunächst, steht dann auf, geht drei Meter, dreht sich um und kehrt zum Ausgangspunkt zurück. Überprüft werden die Dauer sowie die Sicherheit der Bewegungsabläufe, das Sturzrisiko wird dadurch ebenfalls eingeschätzt. Braucht der Patient weniger als zehn Sekunden, ist er in seiner Beweglichkeit nicht eingeschränkt. Eine Zeit von zehn bis 19 Sekunden bedeutet zwar eine geringe Einschränkung, die aber keine Auswirkungen auf Alltagstätigkeiten hat. Braucht er zwischen 20 und 29 Sekunden, ist er auch im Alltag eingeschränkt, und bei über 30 Sekunden ist in der Regel eine Hilfestellung durch Hilfsmittel oder eine Betreuung notwendig.

Im Fall von Frau K. konnten wir am Ende mithilfe einer Kombination aus Kraft- und Gleichgewichtstraining, einer Hörgeräteversorgung sowie der Umstellung ihrer Blutdruckmedikamente innerhalb weniger Wochen eine deutliche Besserung ihrer Schwindelbeschwerden und Gangunsicherheit erreichen. Vor allem hat sie heute deutlich weniger Angst, sich zu bewegen, und geht häufiger auch allein spazieren. Sie nutzt dabei eine Gehhilfe und trägt keine hohen Schuhe mehr. In ihrer Wohnung hat sie den Teppich, über den sie gestolpert war, entfernt und für mehr Licht durch hellere Lampen gesorgt.

Insgesamt sieht man an diesem Fall, dass selbst bei nicht ursächlich zu behandelnden Funktionsstörungen eine deutliche Besserung durch die individuelle Kombination von Maßnahmen möglich ist.

4

HÖRSTURZ

Wenn der Schwindel einen plötzlich überfällt

Herr B. kam mit akutem Drehschwindel, Übelkeit und einer Hörminderung rechts in meine Praxis. Der 37-jährige Lehrer erzählte, er sei morgens mit dem Schwindel aufgewacht und habe sich nach dem Aufstehen gleich wieder hinlegen müssen. Er habe sich krankgemeldet und seinen Hausarzt angerufen, der ihm geraten habe, direkt zu einem HNO-Arzt zu gehen. Auch bei mir in der Praxis konnte er kaum geradeaus gehen und suchte immer wieder Halt an einer Wand. Er berichtete, dass er in letzter Zeit viel Stress gehabt habe. Neben dem Job als Lehrer habe er selbst zwei kleine Kinder. Außerdem baue er ein Haus, was für viel Ärger sorge.

Bei der Untersuchung schaute ich zunächst in die Ohren von Herrn B. Dann nahm ich die Frenzelbrille zur Hand. Auch ohne Provokation oder Lagerungsmanöver zeigten sich ruckartige Augenbewegungen nach rechts, also ein sogenannter Spontannystagmus, und der Kopfimpulstest war links verzögert. Im Hörtest wurden die hohen Frequenzen links schlechter gehört als rechts. Sowohl die Gleichgewichts- als auch die Hörfunktion des linken Innenohres waren also eingeschränkt. Die Untersuchungen zeigten sehr schnell, dass es sich um eine Erkrankung des linken Innenohres handelte.

Um ein Gefühl dafür zu bekommen, wie stark die Funktion des Gleichgewichtsorgans eingeschränkt war, führte ich noch einen Stehversuch nach Romberg durch. Dabei stellt sich der Patient mit nach vorne ausgestreckten Armen und nebeneinanderstehenden Füßen vor mich und schließt nach einigen Sekunden die Augen. Bei einer Schädigung der Gleichgewichtsorgane beginnt der Patient spätestens, wenn er die Augen schließt, zu schwanken und entwickelt bei einer einseitigen Schädigung des Innenohres auch häufig eine Fallneigung in Richtung des betroffenen Ohres. Dieses Phänomen entsteht dadurch, dass die Signale der Gleichgewichtsorgane unterschiedlich stark sind, wenn sie im Gehirn ankommen, was beim Wegfall der optischen Kontrolle aufgrund der geschlossenen Augen zu einer Fehlreaktion bei der Einschätzung der eigenen Lage im Raum führt.

Ergänzt wird der Stehversuch nach Romberg noch mit dem Tretversuch nach Unterberger. Wieder steht hier der Patient mit parallel platzierten Füßen und ausgestreckten Armen vor dem Untersucher und schließt die Augen. Anschließend geht er auf der Stelle, wobei die Knie mindestens auf Hüfthöhe angehoben werden sollten. Hier kommt es bei einer Schädigung eines Gleichgewichtsorgans zu einer allmählichen Drehung in Richtung des erkrankten Ohres. Auch Herrn B. ließ ich auf der Stelle gehen. Und tatsächlich: Nachdem er beim Stehversuch geschwankt und auf die linke Seite gekippt war, drehte er sich auch beim Tretversuch nach links.

Die Diagnose eines Hörsturzes mit Beteiligung des linken Gleichgewichtsorgans, einer Vestibulopathie, war damit bereits mit relativ einfachen Untersuchungsmethoden gesichert. Die Definition eines Hörsturzes als »akuter, einseitiger Hörverlust ohne erkennbare Ursache« beinhaltet jedoch auch in diesem Fall, dass nicht ganz klar war, was genau diese Funktionsstörung ausgelöst hatte. In der Regel stecken Mikrodurchblutungsstörungen oder Zellstoffwechselprobleme dahinter, wie sie unter anderem auch bei Stress auftreten können.

Als Akuttherapie wird beim Hörsturz und auch bei der akuten Schädigung des Gleichgewichtsorgans empfohlen, für wenige Tage hochdosiertes Cortison als Tablette oder Infusion zu verabreichen. Relativ neu ist das Spritzen von Cortison ins Mittelohr, da so höhere Wirkstoffkonzentrationen im Innenohr erzielt werden können als über den herkömmlichen Weg, bei dem das Blut das Cortison bis ins Ohr transportieren muss. Die Nadel kann man dabei direkt durch das Trommelfell stechen, das führt zu keinen Problemen, auch wenn die Vorstellung bei vielen ein Schaudern hervorruft. Sie können mir glauben, es verursacht keinerlei Schmerzen.

Ich verschrieb Herrn B. also Cortison-Tabletten, die er in den folgenden vier Tagen nehmen sollte. Außerdem bekam er ein Medikament, das die Symptome des Schwindels unterdrückt, um die stark belastenden Beschwerden möglichst schnell zu bessern. Dafür ist ein Kombinationspräparat aus Cinnarizin und Dimenhydrinat am besten geeignet, denn beide Substanzen haben zwar dieselbe Wirkung – sie unterdrücken den Schwindel –, doch indem man sie kombiniert, kann man die Dosis gegenüber einer Einzelmedikation reduzieren, und es kommt zu weniger Nebenwirkungen. Insbesondere macht das Kombinationspräparat nicht so müde wie Dimenhydrinat allein.

Zusätzlich empfahl ich Herrn B., sich nach Abklingen der ersten Beschwerden möglichst viel zu bewegen und gab ihm eine Liste mit Gleichgewichtsübungen mit, die ich immer in der Schreibtischschublade habe, weil sie so effektiv sind. Wir vereinbarten einen Termin in der Folgewoche, in der Hoffnung, dass es ihm dann tatsächlich besser ginge.

Umso erfreuter war ich, als er nach sieben Tagen deutlich stabiler in meine Praxis kam. Er schwankte nicht mehr so stark, auch wenn er angab, noch nicht zu 100 Prozent der Alte zu sein. Vor allem nach dem Aufstehen und bei schnellen Bewegungen sei ihm noch sehr schwindelig, und beim Gehen sei er nach wie vor unsicher. Bei der Untersuchung mit der Frenzelbrille zeigten sich die Nystagmus-Bewegungen der Augen deutlich schwächer. Der Hörtest war schon fast wieder normal. Nur der Kopfimpulstest war links unverändert verzögert. Dieser Verlauf ist relativ typisch, vor allem bei jüngeren Patienten. Denn die anfängliche Schädigung des Hörorgans erholt sich nach der Gabe von Cortison häufig schnell. Bereits nach ein bis zwei Wochen ist der Hörtest oft schon wieder normal. Beim Gleichgewichtsorgan ist das anders. Hier dauert die Erholung häufig wesentlich länger, manchmal mehrere Monate. Warum aber waren dann die Schwindelbeschwerden und die Nystagmus-Bewegungen der Augen trotzdem bereits nach wenigen Tagen besser geworden?

DER MEISTER DER ANPASSUNGSFÄHIGKEIT

Die Erklärung liegt in einem Phänomen, das wir als Kompensation bezeichnen. Dahinter steckt die Fähigkeit unseres Gehirns, sich an veränderte Bedingungen anzupassen. Neurologen sprechen auch von der Plastizität des Gehirns. Damit ist gemeint, dass sich unsere Nervenzellen immer wieder neu verknüpfen können, je nachdem, welche Anforderungen gerade erfüllt werden müssen. Diese Plastizität ist die Grundlage aller Lernprozesse. Denn auch Lernen beruht auf der Verknüpfung von Nervenzellen. Das betrifft Vokabeln, die wir abspeichern, genauso wie bestimmte Fähigkeiten wie Fahrrad oder Auto fahren. Und auch das Gleichgewicht zu halten, ist eine erlernte Fähigkeit.

Fällt ein Gleichgewichtsorgan nun aus oder funktioniert plötzlich schlechter, kann das Gehirn zunächst die unterschiedlichen Informationen nicht mehr richtig kombinieren. Die Puzzleteile passen nicht mehr ineinander. Verschiedene Areale im Hirnstamm, Kleinhirn, Zwischenhirn und Großhirn schlagen daraufhin Alarm, und es kommt zu der typischen Symptomatik mit Schwindel, Übelkeit, Koordinationsstörungen sowie Angst- und Stressreaktionen. Bleibt der Schaden bestehen, kann das Gehirn allerdings lernen, die fehlerhaften Werte zu korrigieren und ein neues Gleichgewicht herstellen. Durch diesen Lernprozess nehmen sowohl die subjektiven Beschwerden als auch die Nystagmus-Bewegungen der Augen allmählich ab. Da das Organ selbst jedoch weiterhin geschädigt ist, bleibt die Verzögerung beim Kopfimpulstest unverändert. Denn während die Nystagmus-Bewegungen der Augen und die subjektiven Schwindelbeschwerden allein von der Reaktion des Gehirns auf die Schädigung abhängen, hängt der Kopfimpulstest direkt von dieser ab.

Wir müssen bei Schwindelbeschwerden also immer zwischen der Schädigung selbst und der Reaktion des Gehirns auf diese Schädigung unterscheiden. Während Erstere sich häufig nicht ändern lässt, kann man Letztere sehr wohl beeinflussen. Die gute Nachricht ist demnach: Egal, woher der Schwindel kommt, über die Beeinflussung der Reaktion des Gehirns auf die Beeinträchtigung lässt er sich grundsätzlich bessern. Denn die subjektiven Beschwerden hängen vor allem von der Verarbeitung der Informationen im Gehirn ab und nicht so sehr von der Schädigung selbst. Im Fall von Herrn B. hieß das, dass die Besserung der Beschwerden nicht darauf beruhte, dass das Organ selbst sich bereits erholt hatte, sondern dass das Gehirn begonnen hatte, den Schwindel zu kompensieren.

ÜBEN, ÜBEN, ÜBEN

Für diese Kompensation des Schwindels muss das Gehirn also lernen, mit fehlerhaften Informationen umzugehen. Spätestens seit der Schule wissen wir, dass Lernen mit Üben verbunden und Üben nicht immer angenehm ist. Das ist auch in Bezug auf Schwindel so. Mit den fehlerhaften Informationen umzugehen, lernt das Gehirn nämlich nur dadurch, dass es sie möglichst häufig verarbeitet. Und da das Gleichgewichtsorgan vor allem durch Beschleunigungsreize angeregt wird und Informationen an das Gehirn schickt, sind Beschleunigungsbewegungen auch am besten für ein Gleichgewichtstraining geeignet. Jedes Mal, wenn wir den Kopf drehen, die Augen bewegen oder vom Stuhl aufstehen und von einem Raum in den anderen gehen, feuern die Sinneszellen des Gleichgewichtsorgans und senden Signale ans Gehirn. Sitzen wir umgekehrt reglos auf der Couch, herrscht Funkstille, und das Gehirn lernt nichts dazu.

Durch die Bewegungen, die am meisten Schwindel verursachen, lernt das Gehirn also am schnellsten. Das Problem dabei ist, dass das naturgemäß unangenehm ist oder sogar als bedrohlich empfunden wird. Trotzdem ist ein solches Gleichgewichtstraining der einzige Weg, auf Dauer nicht mehr mit Schwindel, Stress und Ängsten auf die Schädigung des Gleichgewichtsorgans zu reagieren. Man erkauft sich eine langfristige Besserung der Beschwerden also mit einer kurzfristigen Verschlechterung.

Erschwerend hinzu kommt, dass der Lerneffekt, der zur Kompensation des Schwindels führt, nicht nur bewegungs-, sondern auch altersabhängig ist. Zwar wissen wir heute, dass die Plastizität unseres Gehirns bis ins hohe Alter erhalten bleibt, aber sie nimmt kontinuierlich ab, und Lernprozesse werden immer mühsamer. Während Kinder den Ausfall eines Gleichgewichtsorgans nach wenigen Wochen komplett kompensieren können und den Rest ihres Lebens keine Schwindelbeschwerden mehr haben, fällt das älteren Patienten deutlich schwerer und eine vollständige Kompensation ist häufig nicht mehr möglich. Dennoch lässt sich auch im hohen Alter mit gezieltem Bewegungstraining eine deutliche Besserung des Schwindels erreichen. Entscheidend ist dann ein kontinuierliches Üben. Wie ein effektives Gleichgewichtstraining im Einzelnen aussieht, sehen wir in Kapitel 11 und 13 noch ausführlich.

DIE INNERE EINSTELLUNG

Der Fall von Herrn B. zeigt, dass das Gehirn lernen kann, einen akuten Schwindel durch Bewegung und gezieltes Gleichgewichtstraining zu kompensieren. Aber was ist dann mit Frau P., der 50-jährigen Erzieherin, die ihrer Arbeit mit den Kindern aufgrund des plötzlich aufgetretenen massiven

Schwindels nicht mehr nachgehen konnte (siehe Seite 12). Auch sie litt an einer akuten Schädigung ihres Gleichgewichtsorgans. Bei ihr hatten sich die Beschwerden aber im Laufe der Zeit immer mehr verschlechtert, sodass sie kaum noch ihren Alltag bewältigen konnte.

Diese beiden sehr unterschiedlichen Verläufe bei der gleichen zugrunde liegenden Schädigung zeigen noch einmal sehr gut, dass nicht so sehr die Schädigung selbst über den weiteren Verlauf entscheidet, sondern die Reaktion des Gehirns darauf. Während Herr B. relativ schnell mit einem Gleichgewichtstraining begann und dabei auch kurzfristig vermehrte Schwindelbeschwerden in Kauf nahm, wurde bei Frau P. die Diagnose erst relativ spät gestellt, und sie erhielt auch keine Aufklärung über die Art ihrer Erkrankung und die notwendigen Therapiemaßnahmen. So allein gelassen entwickelte sie starke Stresssymptome, die dazu führten, dass sie sich zurückzog und jede Aktivität vermied, die zu einer Verschlechterung führen könnte. Dadurch wurden Kompensationsvorgänge aber verhindert und der Schwindel wurde stattdessen immer schlimmer, zumal er bei ihr auch Ängste auslöste, was ihn wiederum zusätzlich verstärkte. Wir Ärzte nennen so etwas Schwindeleskalation (siehe Grafik rechts).

Es gibt aber nicht nur Patienten, die aufgrund fehlender Informationen in einer Schonhaltung verharren, sondern auch solche, die aufgrund ihrer inneren Einstellung ein Gleichgewichtstraining nicht oder nur unzureichend absolvieren. Die Bereitschaft, für eine langfristige Verbesserung kurzfristig verstärkte Beschwerden in Kauf zu nehmen, ist leider nicht bei allen Menschen gleich stark ausgeprägt.

Regelmäßiges und intensives Üben ist deshalb durch Gedanken wie »Das halte ich nicht aus« oder »Das schaffe ich sowieso nicht« unwahrscheinlicher, als wenn man sich selbst sagt: »Es ist okay, wenn es vorübergehend unangenehm wird«, oder: »Ich habe schon ganz andere Dinge geschafft.« Probieren Sie es mal aus, es ist auch auf viele andere Situationen im

Leben anwendbar. Das Problem dabei ist, dass solche negativen inneren Einstellungen oder Haltungen tief in unserem Unterbewusstsein verankert sind. Sie beruhen auf lange zurückliegenden Erfahrungen, häufig schon aus der Kindheit, und lassen sich nicht einfach rational ändern.

Wenn ich weiß, was gut für mich ist, heißt das also noch lange nicht, dass ich es auch tue. Jeder, der mal versucht hat, mit dem Rauchen aufzuhören, kann davon ein Lied singen. Verstand und Unterbewusstsein stehen sich dann konträr gegenüber, und da unser Handeln im Alltag überwiegend von unserem Unterbewusstsein bestimmt wird, behält dieses häufig die Überhand und verhindert sinnvolle Veränderungen.

SCHWINDELESKALATION

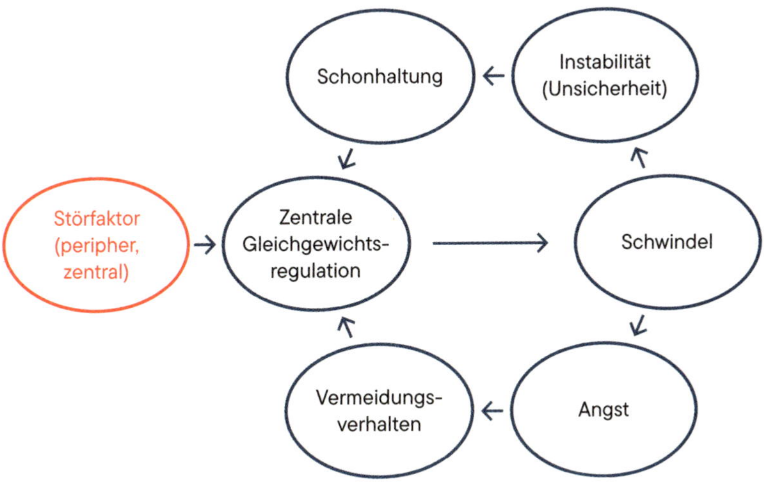

Wie aber kommt man aus diesem Dilemma wieder heraus und kann den Teufelskreis aus Schwindel, Angst und Schonhaltung durchbrechen? Dabei hilft ein Blick auf die Organisation und Aufgaben unseres Gehirns.

Neurologisch gesehen, entspricht unsere innere Einstellung einem Netzwerk von Neuronen, das sich aufgrund unserer Erfahrungen, aber auch evolutionärer Erfordernisse gebildet hat. Diese Denkweisen sind uns meistens gar nicht bewusst, sie entscheiden aber letztlich, wie wir uns in bestimmten Situationen verhalten – ob wir beispielsweise bei einer Provokation im Straßenverkehr gelassen bleiben oder sofort aus der Haut fahren. Der Vorteil dabei ist, dass solche automatischen Reaktionen dem Gehirn die Arbeit ersparen, sich jedes Mal neu zu entscheiden. Denn das braucht Zeit und Energie. Nachteilig wird es allerdings dann, wenn innere Einstellungen zum Beispiel aufgrund veränderter Bedingungen dazu führen, dass man sich selbst schadet, indem man sinnvolle Verhaltensweisen unterlässt. Denn eine Veränderung erfordert eine Umorganisation der zugrunde liegenden neuronalen Netzwerke. Alte Nervenverbindungen müssen aufgelöst und neue geknüpft werden. Das geht aber nur durch bewusste Anstrengung und wiederholtes Üben – der Verstand, der im Großhirn angesiedelt ist, muss sich immer wieder bewusst in die Arbeit des Unterbewusstseins und damit in die Funktion der evolutionär älteren Hirnareale einmischen. Das kostet Kraft und im wahrsten Sinne des Wortes Nerven. Denn das Unterbewusstsein hasst Veränderungen und wehrt sich vor allem am Anfang nach Kräften gegen jede Einmischung von »oben«. Das ist ein bisschen wie in einer Firma, in der der Chef einen Wechsel im Arbeitsablauf beschließt, die Angestellten am Anfang aber weiter genau das machen, was sie schon immer gemacht haben, weil sich das ihrer Meinung nach auch bewährt hat.

Will man also schädliche Verhaltensweisen durch hilfreichere ersetzen, treten zunächst zwei verschiedene neuronale Netzwerke in Konkurrenz zueinander: Das Gehirn weiß dann häufig nicht mehr, was es jetzt machen soll, und fällt im Zweifelsfall in alte, gewohnte Verhaltensmuster zurück.

MOTIVATION MACHT ERFOLGREICH

Neue Abläufe oder Handlungen haben es also anfangs sehr schwer und müssen regelmäßig eingeübt werden, damit sich die neuen neuronalen Verknüpfungen durchsetzen können. Ob das gelingt oder nicht, hängt vor allem auch von der eigenen Motivation ab. Was aber ist das eigentlich?

Motivation meint nichts anderes als die innere Bereitschaft, etwas für ein Ziel zu tun. Will man beispielsweise eine Abschlussprüfung schaffen, entscheidet die Motivation darüber, ob man regelmäßig lernt und dadurch sein Ziel erreicht. Sie beschreibt also vor allem Handlungsbereitschaft. Wie hoch sie im Einzelfall ist, hängt von mehreren Faktoren ab, zum Beispiel, wie sehr wir uns etwas wünschen. Wünsche sind wichtige Antreiber unseres Verhaltens und wirken fast wie ein Magnet. Sie ziehen uns in die richtige Richtung und spornen uns immer wieder an, etwas für die Erreichung unseres Ziels zu tun. Je größer der Wunsch ist, ein neues Rennrad zu kaufen, desto eher verkneife ich mir, mein Geld für Essen oder Kleidung auszugeben.

Unsere Motivation wird aber auch dadurch bestimmt, wie sehr wir daran glauben, unser Ziel auch erreichen zu können. Wenn ich mir statt des Rennrads beispielsweise einen Porsche wünsche, der selbst bei striktem Sparen kaum bezahlbar ist, werde ich dieses Ziel auch nicht ernsthaft verfolgen. Das hat etwas von einer selbsterfüllenden Prophezeiung:

Je negativer man selbst seine Möglichkeiten einschätzt, ein Ziel zu erreichen, desto weniger wird es tatsächlich auch funktionieren.

Warum hole ich diesbezüglich so weit aus? Weil es für die Überwindung von Schwindel wichtig ist, das zu verstehen. Es bedeutet nämlich, dass neben der Aufklärung durch den behandelnden Arzt vor allem die innere Einstellung und die eigene Motivation darüber entscheiden, ob ich es schaffe, den Schwindel nachhaltig zu kompensieren oder ob er weiter eskaliert und mich immer mehr einschränkt. An den beiden Fallbeispielen meiner Patienten Frau P. und Herr B. haben wir gesehen, dass es bei der gleichen Schädigung zu völlig unterschiedlichen Verläufen kommen kann. Während fehlende Aufklärung und unzureichende Behandlung zu einer Verschlechterung und Chronifizierung des Schwindels führen, können umgekehrt effektive Therapiemaßnahmen, die motivieren und ein Ziel in Aussicht stellen, eine deutliche Besserung der Beschwerden bewirken.

Wie aber ging es mit meinem Patienten Herrn B. weiter? Nachdem der Schwindel anfangs besser geworden war, konnte er die Tabletten schon nach kurzer Zeit absetzen. Ich empfahl ihm ein spezielles Schwindeltraining zur schnelleren Kompensation und vereinbarte einen Kontrolltermin mit ihm zu einer genaueren Untersuchung der Funktion seiner Gleichgewichtsorgane mittels Videonystagmografie, einer Videountersuchung der Nystagmus-Bewegungen der Augen. Dabei setzt der Patient eine Brille mit einer Videokamera auf, die die Bewegung eines Auges exakt registriert. Auf diese Weise kann man zunächst, wie bei der Untersuchung mit der Frenzelbrille, feststellen, ob spontane Nystagmus-Bewegungen auftreten. Anschließend stimuliert man die Gleichgewichtsorgane nacheinander durch das Einblasen von warmer und kalter Luft ins Ohr und zeichnet mit der Videobrille die Augenbewegungen auf, insbesondere den Nystagmus. Durch die

Auswertung dieser Bewegungen zieht man Rückschlüsse auf die Funktion und erhält einen Seitenvergleich der Gleichgewichtsorgane. Bei Herrn B. zeigte sich auf diese Weise eine Unterfunktion des linken Gleichgewichtsorgans. Meine anfängliche Diagnose konnte so objektiv bestätigt werden.

Wir vereinbarten einen weiteren Kontrolltermin nach drei Monaten, um zu überprüfen, ob sich das Gleichgewichtsorgan inzwischen wieder erholt hatte. Bereits nach vier Wochen kam er jedoch ganz aufgeregt in meine Sprechstunde, da sich sein Schwindel trotz der Behandlung verstärkt hatte und ihm das ziemliche Sorgen bereitete. Was war passiert?

Wir haben ja bereits gelernt, dass der anfängliche Rückgang der Schwindelbeschwerden nicht auf einer Erholung des Organs beruht, sondern auf einer zentralen Kompensation. Herrn B.s Gehirn hatte sich auf die fehlenden Informationen aus dem linken Gleichgewichtsorgan eingestellt und die Puzzleteile damit sozusagen wieder passend gemacht. Als sich das Organ dann nach einigen Wochen zu erholen begann und wieder mehr Signale ans Gehirn gesendet wurden, passten sie aber schon wieder nicht.

Die vermehrten Schwindelbeschwerden waren in diesem Fall also ein gutes Zeichen, denn sie belegten, dass sich das Gleichgewichtsorgan regeneriert hatte. Meine Untersuchungen zeigten auch, dass das Gleichgewichtsorgan wieder einwandfrei funktionierte. Eine erneute Videonystagmografie bestätigte die vollständige Erholung. Bereits nach wenigen Wochen waren auch die letzten Schwindelbeschwerden komplett abgeklungen.

5

MORBUS MENIÈRE

Wenn Schwindelanfälle immer wieder kommen

Frau L. kam in meine Sprechstunde, weil ihr Hausarzt sie am selben Tag zu mir weitergeschickt hatte. Sie war morgens mit heftigem Schwindel aufgewacht und hatte sich mehrfach übergeben. Außerdem spürte die 44-Jährige einen Druck im rechten Ohr und gab an, ein ständiges Brummen und Rauschen zu hören. Sie war erst nachmittags in der Lage gewesen, aufzustehen. Ihre Tochter hatte sie dann zum Arzt gefahren. Mittlerweile ging es Frau L. zwar etwas besser, aber allein gehen und das Gleichgewicht halten war noch immer nicht möglich. Sie erzählte mir, dass sie vor drei Jahren im Urlaub in der Türkei schon einmal einen solchen Schwindelanfall gehabt habe. Dieser sei aber nach wenigen Stunden abgeklungen, sodass sie gar nicht beim Arzt gewesen sei. So wie damals sei auch jetzt der Schwindel aus völlig heiterem Himmel gekommen. Sie konnte sich an nichts erinnern, was ihr die Tage zuvor aufgefallen wäre.

Nach der Anamnese untersuchte ich Frau L. Die Nystagmus-Bewegungen der Augen gingen nach rechts und der Kopfimpulstest war regelrecht. Im Hörtest konnte sie die tiefen Frequenzen auf der rechten Seite deutlich schlechter hören, während das Hören sonst altersentsprechend in Ordnung war.

Diese Symptome und die Untersuchungsergebnisse sprachen eindeutig für einen akuten Überdruck im rechten Innenohr. Dabei dehnt sich die Innenohrflüssigkeit, die Endolymphe, in den Strukturen des Innenohres aus, das nennt man Hydrops, und drückt auf die Sinneshärchen. Dadurch kommt es zu akutem Schwindel mit Übelkeit und Erbrechen sowie zu Ohrgeräuschen und einer Hörminderung bei tiefen Frequenzen, da die Sinneshärchen in diesem Bereich besonders stark von dem Druckanstieg betroffen sind. Auch Druckgefühle im Ohr sind nicht selten. Da die Sinneshärchen im Gleichgewichtsorgan durch den Druck stark gereizt werden, feuern sie verstärkt Signale ans Gehirn, was einerseits zu Schwindel und andererseits zu Nystagmus-Bewegungen der

Augen in Richtung des erkrankten Ohres führt. Auf diese Weise lässt sich der Ausfall eines Gleichgewichtsorgans gut von einem Überdruck im Innenohr (Endolymphhydrops) abgrenzen. Da das Gleichgewichtsorgan eher gereizt als in seiner Funktion eingeschränkt ist, ist der Kopfimpulstest nicht verzögert.

DRUCK AUF DEM OHR

Im Gegensatz zu einer akuten Funktionseinschränkung eines Gleichgewichtsorgans beruht ein Überdruck im Innenohr auf einer genetischen Veranlagung, die manche Menschen haben und andere nicht, ähnlich wie beispielsweise bei Migräne oder Allergien. Die genaue Ursache der Erkrankung ist aber unbekannt. Hat jemand die genetischen Faktoren, kann es im Laufe des Lebens zu wiederholten Anfällen kommen. Diese werden häufig durch äußere Einflüsse wie Stress, Verspannungen, Ärger oder Schlafmangel ausgelöst: Wenn man »zu viel um die Ohren« hat, kommt man aus dem Gleichgewicht.

Anfangs, also im Zuge der ersten Anfälle, erholt sich das Ohr in der Regel nach einigen Tagen oder Wochen wieder komplett. Im Laufe der Jahre können Sinneshärchen durch den zeitweisen Überdruck aber auch irreversibel geschädigt werden, sodass es dann zu einem bleibenden Hörverlust und chronischen Schwindelbeschwerden kommen kann. Sind die Anfälle insgesamt, also auf die Lebenszeit gerechnet, häufiger als dreimal aufgetreten, nennt man diese Schwindelform auch nach dem französischen Arzt, der sie zum ersten Mal beschrieben hat: Morbus Menière.

Ich fragte Frau L. noch einmal gezielt nach einem möglichen Auslöser für den Anfall und zählte ihr auf, was dafür alles infrage kam. Dabei stellte sich heraus, dass sie in letzter Zeit sehr verspannt im Nacken gewesen sei und starke

Schmerzen in ihrer Schulter gehabt hätte. Diese seien, erzählte sie, teilweise so stark gewesen, dass sie den Kopf gar nicht mehr richtig zur Seite habe drehen können.

Der Fall von Frau L. zeigt, dass eine Schwindeldiagnose nicht immer lange dauern oder kompliziert sein muss. Manche Symptome und Begebenheiten führen den Arzt schnell auf die richtige Fährte. In diesem Fall hat es geholfen, ganz genau nachzufragen und zuzuhören. Außerdem reichten zwei, drei einfache Untersuchungen.

Grundsätzlich kann man sagen: Bei zwei Dritteln aller Schwindelformen ergibt sich aus der genauen Befragung des Patienten und wenigen simplen Untersuchungen eine erste Verdachtsdiagnose, die dann durch weiteres, spezifisches Vorgehen untermauert werden kann.

Frau L. hatte also die typischen Symptome und Befunde für einen Überdruck im rechten Innenohr, und da die Beschwerden ganz akut waren, verschrieb ich ihr Cortison für vier Tage, um über eine Abschwellung eine schnelle Besserung zu erreichen. Darüber hinaus verordnete ich ihr ein Medikament, das in einem gewissen Maß den Druckanstieg verhindern kann, indem es die Situation im Ohr stabilisiert. Wie das genau funktioniert, weiß man tatsächlich noch nicht sicher, denn die Studienergebnisse zu dem Medikament mit dem Wirkstoff Betahistin sind teilweise widersprüchlich. In meiner Praxis habe ich aber sehr gute Erfahrungen mit einer langfristigen Gabe gemacht. Die Rückfallquote lässt sich damit deutlich senken. Da es präventiv wirkt und relativ wenig Nebenwirkungen hat, hierzu zählen in seltenen Fällen Magen-Darm-Probleme und Hautausschläge oder Juckreiz, ist Betahistin ein wichtiger Baustein bei der Behandlung des Endolymphhydrops und des Morbus Menière.

Bei Frau L. wirkte das Cortison relativ schnell und der Schwindel war nach wenigen Tagen abgeklungen. Das Hörvermögen erholte sich vollständig, das Brummen im Ohr ging komplett zurück und auch das Betahistin vertrug sie gut. Die weiteren Untersuchungen zeigten beim Kontrolltermin nach vier Wochen keinen krankhaften Befund mehr.

MENIÈRSCHE ERKRANKUNG

Normales Innenohr

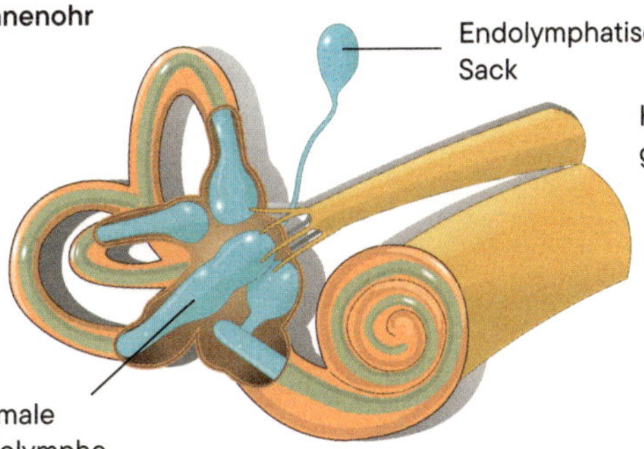

Innenohr mit Morbus Menière

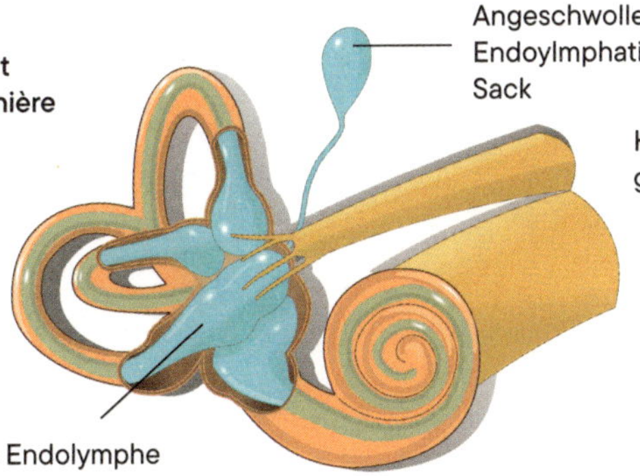

Zu hoher Druck verursacht Schwindel und beeinträchtigt das Hörvermögen

6

SCHRITT FÜR SCHRITT ZUR RICHTIGEN DIAGNOSE

Sie merken, ich gehe sehr geordnet bei der Diagnostik vor, praktisch wie in einem Stufenplan. Das hat natürlich den primären Grund, dass ich so den Patienten am besten helfen kann und nichts übersehe, aber es gibt noch eine andere Erklärung: In unserem Gesundheitssystem muss an allen Enden gespart werden, deshalb gehört es auch zur Verantwortung des Arztes, teure unnötige Untersuchungen zu vermeiden. Um dem gerecht zu werden, hat sich bei der Schwindeldiagnostik ein Vorgehen in vier Schritten bewährt:

1. Gründliche Befragung des Patienten und genaues Zuhören
2. Erste einfache Untersuchungen, die eigentlich jeder Hausarzt durchführen kann, wie etwa die Frenzelbrille und der Kopfimpulstest
3. Zuhilfenahme technischer Untersuchungsmittel nach der ersten Verdachtsdiagnose, wie etwa ein Hörtest, die Videonystagmografie oder ein EKG
4. Spezielle Untersuchungen nach Bedarf, beispielsweise bildgebende Verfahren wie ein MRT

ERSTER SCHRITT:
FRAGEN UND ANTWORTEN – GUTES ZUHÖREN LOHNT SICH

Time is money, das gilt auch in der Medizin. Die Wartezimmer der Praxen sind häufig überfüllt, es herrscht zeitlicher und wirtschaftlicher Druck. Eigentlich sollte das die ärztliche Behandlung nicht beeinflussen, die Realität sieht aber leider anders aus. Doch gerade bei Schwindelbeschwerden lohnt es sich als Mediziner, sehr genau hinzuhören. Der Arzt sollte dem Patienten eine Reihe von Fragen stellen, deren Beantwortung wichtige Hinweise auf die Diagnose geben kann. Die Zeit, die man hier investiert, wird durch die Vermeidung von unnötigen Untersuchungen wieder eingespart.

Für Betroffene heißt das aber auch, sich möglichst schon vor dem Arztbesuch gut zu überlegen, welche Informationen für den Arzt relevant sind. Es kann helfen, sich Symptome, Auffälligkeiten oder Fragen aufzuschreiben. So gehen wichtige Informationen nicht unter.

Folgende Fragen sollten Ärzte und Patienten gemeinsam durchgehen.

Wie fühlt sich der Schwindel an?

Schwindel ist ein Symptom, das sich je nach Ursache sehr unterschiedlich bemerkbar machen kann. Aus der Art, wie sich der Schwindel anfühlt, lassen sich daher häufig Rückschlüsse auf die zugrunde liegende Störung ziehen. So führen Erkrankungen des Gleichgewichtsorgans im Innenohr häufig zu einem Drehschwindel, bei dem es sich anfühlt, als würde man Karussell fahren, obwohl man eigentlich ruhig im Sessel sitzt. Man hat das Gefühl, sich festhalten zu müssen, damit man nicht fällt oder umkippt. Das Gefühl von Schwankschwindel, das den Eindruck beinhaltet, nicht mehr gerade laufen zu können und zu schwanken, kann sowohl vom Ohr als auch vom Zentralnervensystem ausgehen. Diese Patienten beschreiben ihre Symptome oft so: »Ich komme mir vor wie besoffen, obwohl ich gar nichts getrunken habe.« Auch von einer Fallneigung sprechen diese Betroffenen oft. Ein Liftgefühl, als ob einem der Boden unter den Füßen weggezogen würde, ist oft das Resultat einer Schädigung bestimmter Teile des Gleichgewichtsorgans. Viele Patienten berichten auch, dass sie sich benommen fühlen, glauben, in Ohnmacht zu fallen, oder ihnen tatsächlich schwarz vor Augen wird.

Seit wann besteht der Schwindel?

Man wundert sich als Arzt immer wieder, wie lange manche Patienten warten, bis sie mit ihren Schwindelbeschwerden in eine Praxis gehen. Entweder weil sie glauben, dass es irgendwann schon wieder von allein besser wird, oder weil sie es als Bagatelle oder Alterserscheinung abtun. Es gibt aber auch jene Fälle, bei denen Patienten mit akutem Schwindel aufgrund ihrer Beschwerden gar nicht in der Lage sind, einen Arzt aufzusuchen und deshalb den Notdienst anrufen und dann häufig zuerst einmal im Krankenhaus landen.

Die Dauer der Beschwerden ist aber in jedem Fall eine wichtige Information für den behandelnden Arzt, da sich die Therapie eines akuten Schwindels, der erst seit ein paar Tagen oder Stunden besteht, von der eines chronischen Schwindels, der schon seit Wochen auftritt, unterscheidet.

Kommt es in der akuten Phase vor allem darauf an, die Symptome zu lindern, ernste Ursachen für die Beschwerden auszuschließen und im Idealfall eine ursächliche Behandlung einzuleiten, liegt der Schwerpunkt bei chronischem Schwindel darauf, die Kompensation des Schwindels zu unterstützen und eine dauerhafte Stabilisierung zu erreichen.

Wie ist der zeitliche Verlauf der Beschwerden?

Schwindel kann anfallsartig auftreten oder sich allmählich, fast unbemerkt, einschleichen. Er kann Sekunden, Stunden oder Monate andauern, und er kann kontinuierlich auftreten oder in größeren Abständen. Die Verläufe variieren also – in Abhängigkeit von der Ursache – erheblich. Die möglichst genaue Schilderung des Patienten, wann und wie lange der Schwindel auftritt, führt hier oft schon zu einer Verdachtsdiagnose.

Was löst den Schwindel aus?

Viele Schwindelbeschwerden treten nur bei gewissen Bewegungen oder in bestimmten Situationen auf oder verschlechtern sich durch ein spezifisches Verhalten. Das ist ebenfalls ein wichtiger Hinweis auf die Ursache. Typisch ist das beispielsweise beim Lagerungsschwindel, der immer dann auftritt, wenn der Kopf in eine ganz bestimmte Position gebracht wird. Zusammen mit dem typischen Verlauf lässt sich hier häufig allein anhand der Symptombeschreibung eine Verdachtsdiagnose stellen. Aber auch das Auftreten bei Reisen, in angstbesetzten Situationen oder beim Aufstehen aus Sessel oder Bett ist eine zielführende Information für den Arzt.

Gibt es weitere Symptome in Zusammenhang mit dem Schwindel?

Ein Unglück kommt selten allein. Das ist beim Schwindel nicht anders. Aufgrund der engen Verbindung des Gleichgewichtssystems zu anderen Organen und Funktionseinheiten kommt es fast immer zu Begleitsymptomen. Die wichtigsten und eher allgemeinen sind Übelkeit, Fallneigung und Ängste. Aber es gibt auch spezifische Symptome, die Aufschluss über die Ursache der Schwindelbeschwerden geben können. So sprechen Ohrgeräusche oder Hörstörungen am ehesten für eine vestibuläre Ursache, Lähmungserscheinungen, Doppelbilder oder Sprachstörungen für eine neurologische.

Gibt es Risikofaktoren für Schwindelbeschwerden?

Eine wichtige Frage, die der Arzt im Zusammenhang mit Schwindelbeschwerden immer stellen sollte, ist die nach Vorerkrankungen und Medikamenten sowie nach akuten gesundheitlichen Problemen.

Vorerkrankungen können Risikofaktoren für das Auftreten von Schwindelbeschwerden sein. Dazu zählen chronische Krankheiten wie Bluthochdruck, Diabetes oder eine Autoimmunerkrankung ebenso wie Tumorerkrankungen, größere Operationen oder Unfälle in der Vorgeschichte.

Medikamente beeinflussen häufig Funktionssysteme im Körper, die unmittelbar an der Gleichgewichtsregulierung beteiligt oder zumindest für sie wichtig sind. Vor allem Blutdruck- und Herztabletten sowie zentral wirksame Medikamente wie Schlafmittel, Antidepressiva oder Muskelentspanner können Schwindelbeschwerden auslösen oder begünstigen. Neben pharmazeutischen Produkten stören aber auch Genussmittel wie Kaffee, Alkohol oder Tabak dosisabhängig die Gleichgewichtsregulation.

Akute gesundheitliche Probleme können sowohl körperlicher als auch psychischer Natur sein. So können Verspannungen, Blutdruckprobleme oder Infekte das Auftreten von Schwindelbeschwerden genauso begünstigen wie emotionale Belastungen oder übermäßiger Stress. Gab es also vor oder während des Auftretens des Schwindels irgendwelche Besonderheiten, sollten Sie unbedingt Ihrem Arzt davon berichten.

Hat man alle Informationen zusammen, ergibt sich daraus ein individuelles Beschwerdeprofil, das häufig bereits eine erste Verdachtsdiagnose zulässt und die Richtung der weiteren Diagnostik vorgibt. Wer also ein ausführliches Gespräch mit dem Patienten führt und alle wichtigen Fragen stellt, erspart allen Beteiligten unnötige Untersuchungen. Auf den nächsten Seiten finden Sie eine Übersicht über die wichtigsten Symptome und die sich daraus ergebenden Verdachtsdiagnosen. Um die Tabellen zu lesen, müssen Sie sich erst einem Schwindeltyp zuordnen, dieser ergibt sich auch aus den Antworten auf die oben gestellten Fragen. Dann können Sie in der jeweils passenden Tabelle Ihre genaueren Symptome zuordnen und zu einer möglichen Diagnose gelangen. Wichtig: Diese stellt nur einen ersten Verdacht dar und kann keine medizinische Konsultation ersetzen. Suchen Sie also mit Ihren Beschwerden in jedem Fall einen Arzt auf.

DREHSCHWINDEL:
Sie fühlen sich wie auf einem Karussell, alles um Sie dreht sich.

Zeitlicher Verlauf	Auslösefaktoren
Akut für Sekunden	Drehbewegungen des Kopfes
Akut für Stunden	Stress, Belastungen, Verspannungen
Akut für Stunden	Auto- oder Schifffahrten
Akut für Stunden	Übergewicht, Diabetes, Bluthochdruck, koronare Herzerkrankungen, Herzrhythmusstörungen, niedriger Blutdruck
Akut für Stunden bis Tage	Stress, Belastungen, Verspannungen
Akut, Besserung im Laufe von Tagen bis Wochen	Keine ersichtlichen Auslöser

Begleitsymptome	Mögliche Diagnose
Übelkeit, Angst zu fallen	Lagerungsschwindel
Übelkeit, Hörverlust, Druck im Ohr, Ohrgeräusche	Endolymphhydrops (Morbus Menière)
Übelkeit	Reisekrankheit (Kinetose)
Lähmungen, Doppelbilder Sprachstörungen	Akute neurologische Erkrankung, z. B. Blutung oder Apoplex
Kopfschmerzen	Vestibuläre Migräne
Übelkeit, Gangunsicherheit, Fallneigung	Akute Vestibulopathie

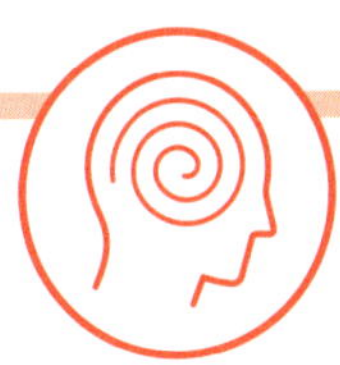

SCHWANKSCHWINDEL:
Sie fühlen sich wie auf einem Schiff, der Boden schwankt.

Zeitlicher Verlauf	Auslösefaktoren
Akut für Minuten	Enge Räume, Menschenmassen, Reizüberflutung
Akut für Minuten bis Stunden	Risikofaktoren für Herz-Kreislauf-Erkrankungen
Akut für Stunden	Alkohol, Drogen
Wiederkehrend für Minuten bis Stunden	Kopfbewegungen, Sport
Ständig	Bewegung, Dunkelheit
Ständig	Optische Reize, Kopfbewegungen, Selbstbeobachtung
Ständig	Beim Gehen
Ständig	Bewegung

Begleitsymptome	Mögliche Diagnose
Panik, Unruhe, Zittern	Phobischer Schwankschwindel
Lähmungen, Doppelbilder-Sprachstörungen	Durchblutungsstörungen ZNS (TIA)
Übelkeit, Doppelbilder, Sprachstörungen	Vergiftung
Verspannungen, Schmerzen im Nacken-Schulter-Bereich, Ohrgeräusche	HWS-bedingter Schwindel
Fallneigung	Chronische Vestibulopathie
Angst, Vermeidungsverhalten	Funktioneller Schwindel (PPPD)
Taubheitsgefühle Füße	Polyneuropathie
Neurologische Ausfälle	Chronische neurologische Erkrankungen, z. B. Multiple Sklerose, Tumorerkrankungen

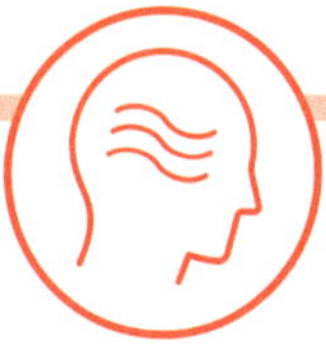

BENOMMENHEIT:
Sie können sich nicht mehr auf die Lage im Raum konzentrieren oder die Umgebung verschwimmt vor den Augen.

Zeitlicher Verlauf	Auslösefaktoren
Akut für Sekunden	Aufstehen, Medikamente
Akut für Sekunden	Keine
Akut für Minuten	Diabetes, niedriger oder hoher Blutdruck
Tagsüber	Optische Reize, häufiges Arbeiten am Bildschirm, Lesen, starke visuelle Beanspruchung, Kopfbewegungen
Wiederkehrend	Medikamenteneinnahme
Ständig	Bewegung, Aufstehen, höheres Lebensalter

Begleitsymptome	Mögliche Diagnose
Schwarz vor Augen, Fallneigung	Zu niedriger Blutdruck (Orthostatischer Schwindel)
Herzstolpern, Herzrasen	Herzrhythmusstörungen
Kalter Schweiß, Zittern, Unruhe	Unterzuckerung
Verschwommenes Sehen	Sehstörungen, Gleitsichtbrille
	Nebenwirkung von Medikamenten
Fallneigung, Sehstörungen, Schwerhörigkeit, Schwäche	Altersschwindel

ZWEITER SCHRITT: EINFACH, ABER EFFEKTIV – ERSTE UNTERSUCHUNGEN

Wurde durch die Befragung eine Verdachtsdiagnose gestellt, können die weiteren Untersuchungen gezielt darauf eingehen, statt im »Schrotschuss«-Verfahren alles Mögliche zu überprüfen.

In Kapitel 2 haben wir gelernt, dass bei Verdacht auf Lagerungsschwindel nach einer ausführlichen und zugleich sehr charakteristischen Schilderung der Beschwerden häufig eine Untersuchung mit der Frenzelbrille ausreicht, um eine sichere Diagnose zu stellen und eine wirksame Therapie einzuleiten. Auch bei dem Ausfall eines Gleichgewichtsorgans oder einem Endolymphhydrops reichen die Untersuchung mit der Frenzelbrille und der einfache Kopfimpulstest in der Regel aus, um eine ernste neurologische Erkrankung ausschließen und damit eine Krankenhauseinweisung und aufwendige bildgebende Verfahren vermeiden zu können. Hier finden Sie die einfachsten, aber effektiven und wichtigen Untersuchungstechniken.

UNTERSUCHUNGEN BEIM HAUS- ODER HNO-ARZT

Bei der Untersuchung mit der **Frenzelbrille** beobachtet der Arzt die Augen des Patienten durch eine beleuchtete Lupenbrille. Treten in Ruhe, nach dem Schütteln des Kopfes oder bei bestimmten Lagerungsmanövern ruckartige Nystagmus-Bewegungen der Augen auf, lässt das Rückschlüsse auf die Funktion der Gleichgewichtsorgane im Innenohr oder zentrale Gleichgewichtsstörungen zu.

Beim **Kopfimpulstest** fixiert der Patient mit den Augen die Nase des Untersuchers. Dieser bewegt dann den Kopf des

Patienten zunächst langsam und anschließend ruckartig hin und her. Kommt es dabei zu Verzögerungen der Ausgleichsbewegung der Augen, spricht dies für eine Einschränkung der Funktion des gleichseitigen Gleichgewichtsorgans. Neurologische Ursachen sind damit sicher ausgeschlossen.

Ergänzt werden diese beiden Untersuchungen durch den Stehversuch nach Romberg und den Tretversuch nach Unterberger, zwei Tests, die wir auch bereits kennengelernt haben (siehe Seite 64).

Beim **Romberg-Stehversuch** steht der Patient mit nach vorne ausgestreckten Armen aufrecht und schließt die Augen. Beim **Unterberger-Tretversuch** geht er zusätzlich auf der Stelle. Kommt es dabei zu Schwankungen oder Seitenabweichungen, lässt dies Rückschlüsse auf die Funktion der Gleichgewichtsorgane im Innenohr oder zentrale Gleichgewichtsstörungen zu.

Um die Koordination vor allem bei älteren Patienten zu testen, kann auch zusätzlich der *Timed-up-and-go*-Test angewendet werden.

Beim ***Timed-up-and-go*-Test** steht der Patient von einem Stuhl auf, geht drei Meter geradeaus, dreht sich um, geht zurück und setzt sich wieder hin. Die Zeit, die er dafür braucht, lässt Rückschlüsse auf Bewegungseinschränkungen im Alltag zu. Auch Koordinationsstörungen bis hin zu einer Fallneigung können auf diese Weise eingeschätzt werden.

Schließlich sollte grundsätzlich auch eine Puls- und Blutdruckmessung erfolgen, um Herzrhythmusstörungen oder Blutdruckentgleisungen zu erkennen. Auch der Schellong-Test, bei dem der Blutdruck nach dem Aufstehen gemessen wird, ist bei Verdacht auf einen orthostatischen Schwindel angezeigt.

Beim **Schellong-Test** liegt der Patient zunächst zehn Minuten auf einer Liege und steht dann abrupt auf. Gemessen werden Blutdruck und Puls im Liegen und nach dem Aufstehen. Aus dem Verlauf der Blutdruck- und Pulswerte lassen sich Kreislaufregulationsstörungen erkennen, die zu Schwindel oder Benommenheit führen können.

Beim ***Test of Skew*** fixiert der Patient einen festen Punkt im Raum und daraufhin wird abwechselnd jeweils ein Auge abgedeckt. Kommt es beim Wiederaufdecken des Auges zu Blickabweichungen, spricht das für eine neurologische Schädigung.

Um Verspannungen im Schulter-Nacken-Bereich zu erkennen, die vor allem als Verstärker von Schwindelbeschwerden infrage kommen, reicht zu diesem Zeitpunkt der Diagnostik eine einfache **Tastuntersuchung** aus. Dabei werden bestimmte Triggerpunkte im Bereich der Kopfgelenke und des Schulter-Nacken-Bereiches auf Verhärtungen oder Schmerzen abgetastet. Anschließend wird die **Kopfbeweglichkeit** getestet, indem der Patient seinen Kopf langsam in die drei Hauptrichtungen bewegt, so weit es geht: Erst wird der Kopf zur Seite gekippt, dann seitlich gedreht und schließlich nickt er. Kommt es dabei zu Schwindel oder lassen sich deutliche Bewegungseinschränkungen erkennen, sollte das in der Folge weiter abgeklärt werden.

Mit diesen beiden ersten Schritten der Stufendiagnostik lassen sich bereits viele Ursachen der Schwindelbeschwerden relativ sicher erkennen oder ausschließen. Um die so gestellten Verdachtsdiagnosen zu erhärten, sind dennoch in vielen Fällen weitere Untersuchungen sinnvoll oder erforderlich. Bei Lagerungsschwindel oder kreislaufbedingtem Schwindel (orthostatischem Schwindel) ist die Diagnostik jedoch mit dem zweiten Schritt abgeschlossen.

DRITTER SCHRITT:
AUFWENDIG, ABER LOHNEND – TECHNISCHE UNTERSUCHUNGEN

Haben die ersten beiden Schritte nicht gereicht, um zu einer sicheren Diagnose zu kommen, darf man nicht aufgeben, sondern muss weitersuchen. Hier kommen jetzt deutlich aufwendigere Untersuchungen ins Spiel, für die der Arzt auch auf technische Geräte zurückgreifen muss. Dazu müssen Patienten meist einen Facharzt aufsuchen, in Hausarztpraxen ist diese Diagnostik oft nicht möglich. Die folgende Zusammenfassung soll erstens zeigen, wonach Sie beim Arzt fragen können, und zweitens einen Überblick bieten, was wo möglich ist.

UNTERSUCHUNGEN BEIM HNO-ARZT

Für die Gleichgewichtsorgane im Innenohr sind die HNO-Ärzte zuständig. Bei der Untersuchung inspizieren sie zunächst die äußeren Gehörgänge und das Trommelfell mit dem **Mikroskop**. Damit lassen sich ganz banale Ursachen für Schwindelgefühle wie verstopfte Ohren, Gehörgangs- oder Mittelohrentzündungen sowie Belüftungsstörungen des Mittelohres ausschließen.

Bei der **Impedanzmessung** wird der Gehörgang mit einem Ohrstöpsel luftdicht abgeschlossen und anschließend ein Sondenton zum Trommelfell gesendet. Durch die Messung der Reflexion dieses Tones unter verschiedenen Druckbedingungen im äußeren Gehörgang lassen sich Rückschlüsse auf die Belüftung des Mittelohres und die Schwingungsfähigkeit des Trommelfells ziehen.

Störungen des Hörvermögens lassen unter Umständen Rückschlüsse auf die Ursache der Schwindelbeschwerden zu. So treten bei einem Überdruck im Innenohr (Endolymphhydrops beziehungsweise Morbus Menière) typischerweise Hörverluste vor allem bei den tiefen Tönen auf, während sich bei einer akuten Schädigung des Gleichgewichtsorgans (Vestibulopathie), wenn überhaupt, eher Hochtonverluste im Sinne eines Hörsturzes zeigen.

Bei einem altersbedingten Schwindel durch die nachlassende Funktion der Gleichgewichtsorgane werden in vielen Fällen auch höhergradige Hörschäden angegeben, da Hör- und Gleichgewichtsorgane einem ähnlichen altersbedingten Verschleiß unterliegen.

Beim **Hörtest** bekommt der Patient über einen Kopfhörer zunächst verschiedene Töne in ansteigender Lautstärke vorgespielt. Sobald er den Ton hört, drückt er einen Signalknopf, sodass nach der Untersuchung eine Hörkurve vorliegt, die für jede Frequenz das Hörvermögen des Ohres anzeigt. Anschließend wird der Hörtest mit einem Knochenleitungshörer hinter dem Ohr wiederholt. Dabei werden die Schallwellen unter Umgehung des Mittelohres direkt über den Knochen auf das Innenohr übertragen. Auch hieraus ergibt sich eine frequenzspezifische Hörkurve. Weichen die beiden Kurven voneinander ab, gibt das Hinweise auf eine mittelohrenbedingte Hörminderung.

Bei höhergradigen Hörverlusten wird anschließend ein Sprachhörtest vorgenommen, um die Schwelle der Sprachverständlichkeit zu ermitteln. Dazu wird der Patient aufgefordert, einsilbige Worte und mehrsilbige Zahlen, die in ansteigender Lautstärke über einen Kopfhörer vorgelesen werden, nachzusprechen.

Um die Funktion der Gleichgewichtsorgane vollständig zu abzuklären, sind eigentlich mehrere Untersuchungen erforderlich, denn unsere Gleichgewichtsorgane bestehen nicht nur aus einem, sondern gleich aus fünf verschiedenen Funktionssystemen, wie wir bereits kennengelernt haben: den drei Bogengängen zur Registrierung der Drehbeschleunigung und den beiden Otolithenorganen Sacculus und Utriculus zur Registrierung der Linearbeschleunigung.

Für die Diagnose einer Unterfunktion (Vestibulopathie) oder eines akuten Überdrucks im Innenohr (Endolymphhydrops) reicht aber in aller Regel die Untersuchung des seitlichen Bogengangs mithilfe einer Videonystagmografie.

Bei der **Videonystagmografie** wird die Reizbarkeit der seitlichen Bogengänge und damit ihr Funktionszustand getestet. Dazu werden die Augenbewegungen des Patienten mit einer Videobrille aufgezeichnet und die Gehörgänge nacheinander mit warmer und kalter Luft gereizt. Die Temperatur der Luft überträgt sich über den Knochen auf das Gleichgewichtsorgan. Hierdurch wird eine Bewegung der Innenohrflüssigkeit im seitlichen Bogengang ausgelöst, wodurch die Sinneshärchen gereizt werden. Da das nur im untersuchten Ohr geschieht, bekommt das Gehirn in dem Moment von den beiden Gleichgewichtsorganen unterschiedliche Informationen, was zu leichtem Schwindel und Nystagmus-Bewegungen der Augen führt. Sind Letztere auf beiden Seiten gleich stark, liegt ein regelrechter Befund vor. Ist die Reaktion auf einer Seite stärker als auf der anderen, kann das entweder ein Zeichen für eine Unterfunktion auf der schwächer erregbaren Seite sein oder für eine übermäßige Erregbarkeit infolge eines Überdrucks auf der stärker erregbaren Seite. Für den Patienten scheint bei der Untersuchung die Tatsache mitunter etwas paradox, dass das Gleichgewichtsorgan umso besser funktioniert, je mehr Schwindel er bei der Untersuchung verspürt.

Weitere Untersuchungen im dritten Schritt der Stufendiagnostik überprüfen die Fähigkeit, sich im Raum zu stabilisieren, sowie die Funktion des Hörgleichgewichtsnervs, der die Signale vom Innenohr zum Gehirn weiterleitet.

UNTERSUCHUNGEN BEIM HNO-ARZT ODER NEUROLOGEN

Bei der **Posturografie** steht der Patient mit beiden Füßen auf einer Platte, die mit Drucksensoren ausgestattet ist. Diese zeichnen alle Schwankungen des Körperschwerpunktes auf. Während des Untersuchungsablaufs steht der Patient zunächst mit geöffneten Augen auf festem Untergrund. Anschließend wird die Untersuchung mit geschlossenen Augen und dann auch noch auf einer Schaumstoffunterlage durchgeführt. Dadurch kann die Stabilität des Körpers, also die Fähigkeit, auch unter erschwerten Bedingungen im Gleichgewicht zu bleiben, gemessen werden. Auch eine erhöhte Sturzgefahr lässt sich erkennen. Je deutlicher nämlich der Schwerpunkt des Körpers schwankt, desto größer die Sturzgefahr.

Um die Funktion des Hörgleichgewichtsnervs zu testen, misst man mithilfe von Elektroden im Stirn- und Schläfenbereich den Strom, der bei einer Reizung des Nervs durch ein wiederholtes akustisches Signal fließt. Die Untersuchung hat deshalb den auf den ersten Blick etwas umständlichen Namen *Brainstem Evoked Response Audiometry* (BERA).

Die ***Brainstem Evoked Response Audiometry*** **(BERA)** oder **Hirnstammaudiometrie** ist ein objektiver Hörtest, der die elektrischen Signale im Hörnerv und Hirnstamm misst. Dabei werden dem Patienten über einen Kopfhörer Klickgeräusche vorgespielt, Elektroden im Stirn- und Schläfenbereich messen den Hirnstrom. Aus dem Verlauf der so entstandenen Kurven lassen sich Rückschlüsse auf den Funktionszustand des Hörnervs und des Hirnstamms ziehen. Bei kleinen Kindern lässt sich diese Untersuchung auch nutzen, um eine objektive Bestimmung der Hörschwelle durchzuführen.

UNTERSUCHUNGEN BEIM NEUROLOGEN

Um die elektrische Aktivität der Hirnrinde zu untersuchen, werden bei der **Elektroenzephalografie (EEG)** Elektroden an definierten Stellen der Kopfhaut angebracht. Die Hirnströme, die auf diese Weise aufgezeichnet werden, geben Auskunft über den Aktivitätszustand des Gehirns. Form, Frequenz und Höhe der gemessenen Wellen können Hinweise auf neurologische Erkrankungen liefern, die dann eine weitere Abklärung erforderlich machen.

UNTERSUCHUNGEN BEIM KARDIOLOGEN

Internisten können im dritten Schritt der Stufendiagnostik weitere Untersuchungen des Herz-Kreislauf-Systems und des Stoffwechsels durchführen. Dazu können je nach Beschwerden des Patienten und den Ergebnissen der ersten beiden diagnostischen Schritte ein EKG, eine Blutdruck-Langzeitmessung sowie Blutuntersuchungen gehören.

Beim **Elektrokardiogramm (EKG)** werden die Herzströme mittels mehrerer Elektroden im Bereich von Brustkorb und Extremitäten gemessen. Es entsteht ein typisches Muster aus fünf Gipfeln und Tälern, mit dem Rhythmusstörungen oder eine eingeschränkte oder veränderte Funktion des Herzmuskels festgestellt werden können.

Die Angaben moderner Smartwatches über Herzfrequenz und -funktion können ebenfalls erste Hinweise auf Störungen geben, ersetzen aber auf keinen Fall eine Messung beim Facharzt.

Bei der **Blutdruck-Langzeitmessung** trägt der Patient das Blutdruckmessgerät über 24 Stunden am Arm. Hierdurch lassen sich tageszeitliche Schwankungen erkennen, beispielsweise durch Arbeitsstress, Sport oder nächtliche Atemaussetzer.

Einfache Blutdruckmessgeräte für den Hausgebrauch sind ebenfalls eine sinnvolle Möglichkeit, selbst ein Tagesprofil zu erstellen. Da hiermit aber nicht alle Situationen, wie etwa nachts oder bei sportlicher Betätigung, abgedeckt werden können, ist eine zusätzliche Messung beim Facharzt ratsam.

Mit **Blutuntersuchungen** lassen sich Störungen des Blutbildes (z. B. Anämie), des Stoffwechsels (z. B. Diabetes) oder hormonelle Erkrankungen (z. B. Schilddrüsenüberfunktion) erkennen. Bei allen unklaren Schwindelbeschwerden gehören Blutuntersuchungen immer zur dritten Stufe der Diagnostik dazu.

UNTERSUCHUNGEN BEIM AUGENARZT

Bei einer **augenärztlichen Untersuchung** wird neben einem Sehtest, der die Sehstärke bestimmt, der Augenhintergrund gespiegelt, um Netzhautveränderungen auszuschließen. Der Augeninnendruck wird gemessen und die Funktion der Augenmuskeln getestet. Schließlich kann auch ein angeborener Nystagmus diagnostiziert werden, der immerhin bei einem von 1000 Menschen auftritt und die Diagnostik der Gleichgewichtsorgane beim HNO-Arzt erschweren oder im schlimmsten Fall verfälschen kann.

UNTERSUCHUNGEN BEIM ORTHOPÄDEN

Eine orthopädische Diagnostik ist bei Verdacht auf Blockaden oder Bandscheibenprobleme im Bereich der Halswirbel angezeigt. Neben einer ausführlichen Funktionsdiagnostik, die auch die Beweglichkeit des Kopfes einschließt, wird in der Regel ein Röntgenbild der HWS angefertigt.

VIERTER SCHRITT:
SPEZIELL, ABER MANCHMAL NOTWENDIG – BESONDERS AUFWENDIGE VERFAHREN

Gibt es nach dem dritten Schritt immer noch Unklarheiten in der Diagnosestellung oder haben sich neue Verdachtsmomente – beispielsweise für eine neurologische oder orthopädische Erkrankung – ergeben, kommen die Spezialuntersuchungen ins Spiel. Diese sind meist etwas aufwendiger und teurer und müssen daher nicht unnötigerweise bereits am Anfang der Diagnostik veranlasst werden.

Die größte Rolle spielen hier sicherlich die bildgebenden Verfahren. Mit ihrer Hilfe lassen sich Strukturen des Schädels und der Halswirbelsäule exakt darstellen und selbst geringste Veränderungen erkennen. Hier eine kurze Zusammenfassung der wichtigsten Untersuchungsmethoden aus diesem Bereich.

UNTERSUCHUNGEN BEIM RADIOLOGEN

Die **Computertomografie (CT)** arbeitet wie ein normales Röntgenbild mit Röntgenstrahlen, zeigt aber Schichtbilder, die einen dreidimensionalen Eindruck der untersuchten Region erlauben. Das geschieht mithilfe einer rotierenden Röntgenröhre, in der der Patient liegt. Für Menschen mit Platzangst, die gerade bei Schwindel eine wichtige Rolle spielen kann, gibt es mittlerweile auch »offene Röhren«, die nicht so eng sind wie die herkömmlichen Apparaturen.

Vor allem knöcherne Strukturen wie Wirbelkörper oder den Schädel lassen sich mittels CT sehr gut beurteilen, aber auch größere strukturelle Veränderungen des Gehirns, wie sie bei Tumorerkrankungen oder einem Hirnschlag auftreten, sind so erkennbar. Der Nachteil der Untersuchung ist die relativ hohe Strahlenbelastung.

Die Kernspintomografie arbeitet dagegen mit Magnetfeldern und Radiowellen. Auch sie liefert Schichtbilder, auf denen man vor allem die Weichteile gut erkennen kann. Selbst winzige Veränderungen, z. B. ein nur millimetergroßer Tumor des Hörgleichgewichtsnervs oder degenerative Erkrankungen wie Multiple Sklerose oder Morbus Alzheimer werden so sichtbar. Die Untersuchung führt außerdem nicht zu einer Strahlenbelastung.

UNTERSUCHUNGEN BEIM HNO-ARZT

Bei der Messung der **vestibulär erzeugten muskulären Potenziale (VEMP)** des Sacculus werden zwei Elektroden am großen Kopfnickermuskel seitlich am Hals und eine an der Stirn angebracht. Diese messen die Muskelspannung wie bei einer Elektromyografie (EMG). Anschließend wird dem Patienten über einen Kopfhörer wiederholt ein tiefer Ton vorgespielt, der den Sacculus reizt und über einen Reflexbogen eine Veränderung der Muskelspannung auslöst. Dabei kommt es zu zwei charakteristischen Wellen, die beim Gesunden seitengleich nachweisbar sind.

Ein einseitig verstärktes Wellenmuster spricht für eine akute Reizung, beispielsweise während eines Endolymphhydrops. Ein reduziertes oder fehlendes Wellenmuster auf einer Seite weist auf eine Schädigung hin, z. B. durch einen wiederholten Endolymphhydrops. Einseitige Verzögerungen des Wellenmusters können Anzeichen für eine Hirnstammproblematik sein.

UNTERSUCHUNG BEIM PSYCHOLOGEN

Schwindel verursacht Ängste und Stress. Aber Stress und Ängste verursachen auch Schwindel. Vor allem bei entsprechenden Angaben des Patienten und fehlenden organischen Ursachen muss daher immer auch an eine psychische Komponente der Schwindelbeschwerden gedacht werden. Eine ausführliche **psychologische Abklärung** ist daher in diesen Fällen unbedingt ratsam, auch wenn das bei vielen Patienten zunächst auf Ablehnung stößt, nicht nur aufgrund der dafür benötigten längeren Zeit. Denn sie fühlen sich psychisch häufig gesund und durch eine anderslautende Verdachtsdiagnose stigmatisiert. Viele wähnen sich auch nicht ernst genommen, wenn der Arzt sie zum Psychologen schickt, und glauben, dass er einfach nicht in der Lage ist, die richtige Diagnose zu finden. Wiederholte Arztwechsel und immer neue Frustrationen sind dann häufig die Folge. Dadurch verschlechtern sich die Beschwerden aber in vielen Fällen weiter. Ein echter Teufelskreis.

Bei Schwindelpatienten kommen verschiedene psychologische Untersuchungen in Betracht, um mögliche psychische Ursachen oder Begleiterscheinungen zu erkennen. Ein individuelles Gespräch mit einem Psychologen oder Psychotherapeuten kann deshalb genauso hilfreich sein wie standardisierte Fragebögen zu Angst- und Depressionszeichen oder neuropsychologische Testverfahren. Auch Schwindeltagebücher, bei denen Auslösesituationen und begleitende Gefühle notiert werden, können helfen.

7

NEUROLOGISCHE PROBLEME

Wenn der Schwindel reine Kopfsache ist

Herr F. wurde von seinem Hausarzt zu mir überwiesen, weil er an einem Drehschwindel litt. Der übergewichtige 58-Jährige berichtete, dass der Schwindel am Morgen plötzlich aufgetreten sei und es ihm zunächst unmöglich gemacht habe, aufzustehen. Auch jetzt habe er noch das Gefühl, wie auf Wolken zu gehen. Dazu komme ein Benommenheitsgefühl im Kopf. Bei der weiteren Befragung gab er an, regelmäßig Blutdrucktabletten zu nehmen und unter nächtlichen Atemaussetzern zu leiden. Bei den Antworten auf meine Fragen fiel mir eine etwas undeutliche Aussprache auf, fast so, als habe er einen Kloß im Mund.

Die Untersuchung mit der Frenzelbrille zeigte richtungswechselnde Nystagmus-Bewegungen, die je nach Blickrichtung mal nach rechts und mal nach links gingen. Auch einzelne senkrechte ruckartige Augenbewegungen ließen sich beobachten. Der Kopfimpulstest war unauffällig. Beide Untersuchungen sprachen eher für eine neurologische Ursache der Schwindelbeschwerden und gegen einen vestibulär bedingten Schwindel.

Um die Verdachtsdiagnose einer neurologischen Ursache weiter abzusichern, führte ich dann den *Test of Skew* durch. Und tatsächlich kam es bei Herrn F. auch zu vertikalen Abweichungen mit einer leichten Drehung des Augapfels um die eigene Achse.

Durch die Kombination von drei ganz einfachen Untersuchungen, der Beobachtung der Nystagmus-Bewegungen, dem Kopfimpulstest und dem *Test of Skew*, konnte ich nun ziemlich sicher sein, dass es sich um eine neurologische Störung handelte. Außerdem gefiel mir die etwas verwaschene Sprache des Patienten nicht, da sie ein Hinweis auf einen Infarkt im Bereich des Hirnstammes sein konnte. Ich vermutete also, dass der Patient einen Schlaganfall erlitten hatte. Da hierbei höchste Eile geboten ist, bestellten wir einen Krankentransport, der ihn direkt in eine neurologische Klinik brachte.

UNSER GEHIRN – EIN GIGANTISCHES NETZWERK

In den letzten Kapiteln haben wir gesehen, dass die Gleichgewichtsregulation beim Menschen vor allem eines ist: Teamwork. Nur wenn Ohren, Augen, Bewegungsapparat und Gehirn gut funktionieren und zusammenarbeiten, sind wir in Balance. Ist eines der Systeme gestört, gerät das große Ganze schnell außer Kontrolle. Das gilt für Schädigungen der Gleichgewichtsorgane, von denen wir schon verschiedene kennengelernt haben, aber ganz besonders auch für Störungen der zentralen Informationsverarbeitung im Gehirn.

Denn dieses erhält ununterbrochen Signale aus dem Innenohr, den Augen sowie den Muskeln und Gelenken, um jederzeit über die Lage des Körpers im Raum, die Kopfbewegungen und die Veränderungen der Schwerkraft informiert zu sein. Diese Informationen werden in unterschiedlichen Hirnarealen verarbeitet, die wiederum eng miteinander vernetzt sind.

Zum einen bestehen enge Verbindungen zwischen den Vestibulariskernen im Hirnstamm und den Arealen, die für die Augenbewegungen verantwortlich sind. Über diese sogenannten Reflexbögen, die die reflektorische Kontrolle der Augen- und Kopfbewegungen steuern, haben wir bereits einiges erfahren. Außerdem gibt es aufsteigende Nervenbahnen, die von den Vestibulariskernen über das Zwischenhirn zur Großhirnrinde verlaufen, und absteigende Nervenbahnen vom Großhirn zum Rückenmark, von wo aus die Bewegung der Muskulatur gesteuert wird. Sie ermöglichen uns die bewusste Wahrnehmung unserer Lage und unserer eigenen Bewegung im Raum und dienen der Haltungsregulation sowie dem Raumgedächtnis. Es ist also ständig was los auf der Nervenautobahn, Informationen werden in alle Richtungen transportiert.

Zusätzlich kommunizieren die beiden Gehirnhälften auf allen Ebenen miteinander. Zwischen der rechten und der linken Seite gibt es fünf Kreuzungen von Nervenbahnen, drei im Bereich des Hirnstammes und zwei zwischen den Großhirnhemisphären. Diese Verbindungen ermöglichen, wenn es zu einer einseitigen Schädigung eines Gleichgewichtsorgans kommt, eine zentrale Kompensation. Das Gehirn gleicht die unterschiedlichen Informationen also aus und lernt, damit umzugehen, sodass sich das subjektive Schwindelgefühl bessert und die Körperhaltung wieder stabiler wird. Auch bei Schädigungen innerhalb des Gehirns besteht dadurch die Möglichkeit, dass die Gegenseite die Funktion der geschädigten Hirnareale auf der anderen Seite teilweise übernimmt.

Nicht zu vergessen ist das Kleinhirn, das mehr Zellen als das Großhirn besitzt und eine entscheidende Rolle für unser Gleichgewicht spielt. Das Kleinhirn liegt in der hinteren Schädelgrube und besteht aus zwei Kleinhirnhälften und dem Kleinhirnwurm. Es ist auf beiden Seiten durch die Kleinhirnstiele mit dem Hirnstamm verbunden. Hier verlaufen alle auf- und absteigenden Nervenfaserbahnen. Das Kleinhirn hat drei Hauptaufgaben: Es ist sowohl für die Feinabstimmung von Bewegungsabläufen zuständig als auch für das Zusammenspiel verschiedener Muskelgruppen, und es reguliert darüber hinaus die Muskelspannung. Damit ist es die oberste Kontrollinstanz für alle Bewegungsabläufe. Im Rahmen der Gleichgewichtsregulation spielt es daher zwar nicht die Hauptrolle, ist aber an fast allen Prozessen beteiligt.

Entsprechend der Vielfalt der neurologischen Systeme, die an der Gleichgewichtsregulation beteiligt sind, kann es je nach Art und Lokalisation der Schädigung im Gehirn auch zu einer anfangs verwirrenden Vielfalt von unterschiedlichen Schwindelbeschwerden und Begleitsymptomen kommen.

Wie wichtig das Wissen über neurologische Zusammenhänge auch für einen HNO-Arzt ist, wurde mir erst nach dem Studium bewusst. Im Zweiten Staatsexamen des Medizinstudiums, also ziemlich am Ende der Ausbildung, werden alle klinischen Fächer geprüft, von der Inneren Medizin über die Neurologie bis hin zu so exotischen Fächern wie Arbeits- und Sozialmedizin oder Tropenmedizin. Als ich 1985 mein Examen machte, wurden an vier aufeinander folgenden Tagen mehr als 20 Fächer geprüft. Ich erinnere mich, dass ich mir monatelang jeden Morgen um fünf Uhr den Wecker gestellt habe, um vor den Vorlesungen noch lernen zu können. Doch selbst diese Zeit reichte nicht aus, um den gesamten Stoff zu schaffen, und so lernte ich zwangsläufig »auf Lücke«: Der Einfachheit halber entschied ich mich unter großem Druck, ein paar Fächer wegzulassen. Darunter war auch die Neurologie, die mir zum einen sehr kompliziert und umfangreich erschien und zum anderen in der Prüfung nicht so viel Raum einnahm, als dass die wenigen Fragen für das Gesamtergebnis entscheidend gewesen wären.

Die Prüfung damals habe ich zwar bestanden, aber spätestens in meiner Facharztausbildung zum HNO-Arzt bereute ich meine Entscheidung, denn da musste ich meine Wissenslücken in der Neurologie nach und nach mühsam schließen und merkte recht bald, dass das Fachgebiet gar nicht so kompliziert und uninteressant war, wie ich das anfangs gedacht hatte. Mittlerweile habe ich die Neurologie natürlich gut drauf, und weil sie eben auch entscheidend für die Diagnostik bei Schwindel ist, gebe ich mein Wissen nun an Sie weiter.

Liegt die Ursache für den Schwindel im neurologischen Bereich, dann besteht meist eine Schädigung von Nervengewebe. Das kann aufgrund von Durchblutungsstörungen, Blutungen, degenerativen Erkrankungen, chronisch entzündlichen Prozessen und Tumorerkrankungen passiert sein. Im weiteren Sinne gehören auch Nebenwirkungen von Medikamenten und Drogen dazu, da sie ebenfalls die Funktion des Zentralnervensystems negativ beeinflussen.

Je nachdem, welche Strukturen betroffen sind, unterscheiden sich die Schwindelbeschwerden hinsichtlich Auftreten, Intensität, Dauer und Begleitsymptomen.

DURCHBLUTUNGSSTÖRUNGEN

Das Gehirn macht zwar nur zwei Prozent des Körpergewichts aus, benötigt aber für seine anspruchsvolle Tätigkeit fast 15 Prozent des Blutes, um ausreichend mit Sauerstoff und Zucker versorgt zu sein. Einfach, weil es für das Denken und Organisieren aller Körperfunktionen genügend Energie benötigt. Immerhin vier Prozent aller akuten Schwindelsymptome werden von Durchblutungsstörungen im Zentralnervensystem ausgelöst. Treten diese nur vorübergehend auf, klingen die Symptome nach wenigen Minuten wieder ab, ohne dass Schäden zurückbleiben. Man bezeichnet das auch als Transiente Ischämische Attacken oder kurz TIA. Kommt es dagegen zu einem vollständigen Verschluss eines Gefäßes durch ein Blutgerinnsel, sterben die nicht mehr durchbluteten Areale des Gehirns schon nach kurzer Zeit irreversibel ab, wie Zellen des Herzmuskels bei einem Herzinfarkt. Man spricht dann auch von einem Schlaganfall oder Apoplex. Genau das war auch bei meinem Patienten Herrn F. passiert.

Ursächlich für solche Durchblutungsstörungen sind die typischen Risikofaktoren für Herz-Kreislauf-Erkrankungen wie Bluthochdruck, Diabetes und zu hohe Blutfettwerte. Aber auch genetische Faktoren, altersbedingte Veränderungen und Stress spielen eine Rolle.

Die Symptome, die nach einem Schlaganfall auftreten, hängen ganz wesentlich von dem betroffenen Bereich des Gehirns ab. Bei einem Hirnstamminfarkt tritt der Schwindel als akuter Drehschwindel auf, und es kommt zu charakteristischen Augenbewegungen, die ihn von einem Schwindel, der durch eine Schädigung des Innenohres bedingt ist, unterscheiden. In diesem Fall lassen sich die Nystagmus-Bewegungen nicht dadurch unterdrücken, dass man mit dem Blick einen Gegenstand fixiert. Auch kann es zu irregulären Nystagmus-Bewegungen von oben nach unten oder umgekehrt kommen. Deckt man abwechselnd die Augen ab, kommt es beim Aufdecken zu Abweichungen der Blickachse. Schließlich ist auch der Kopfimpulstest im Gegensatz zum vestibulären Schwindel regelrecht. Begleitsymptome sind häufig Funktionsstörungen der Hirnnerven, die unter anderem für das Schlucken und Sprechen verantwortlich sind.

Ist vor allem das Mittel- oder Großhirn betroffen, kommt es eher zu einem Schwankschwindel; Lähmungen einer Körperhälfte oder des Gesichts und Sprachfindungsstörungen stehen im Vordergrund.

Ein Kleinhirninfarkt wiederum macht sich ebenfalls eher als Schwankschwindel bemerkbar, der mit Gangunsicherheiten und ebenfalls Störungen der Augenbewegungen einhergeht.

Die Verdachtsdiagnose wird in der Regel schon anhand der zu beobachtenden Symptome gestellt. Insbesondere Lähmungen, Koordinations-, Sprach- oder Sprechstörungen sind wichtige Anzeichen. Gesichert wird die Diagnose dann mit bildgebenden Verfahren wie CT, Kernspintomografie oder einer Darstellung der Blutgefäße mithilfe eines Kontrastmittels (Angiografie).

Therapeutisch ist in allen Fällen einer Durchblutungsstörung des Gehirns höchste Eile geboten, da Gehirnzellen bei längerem Sauerstoffmangel irreversibel absterben: Schlaganfälle sind die dritthäufigste Todesursache im deutschsprachigen Raum. *Time is brain* heißt deshalb der wichtigste Leitspruch unter Neurologen. Um eine möglichst einheitliche und optimale Behandlung für Schlaganfallpatienten zu gewährleisten, wurden in Krankenhäusern im deutschsprachigen Raum mittlerweile flächendeckend sogenannte *Stroke Units* eingerichtet. Im Falle eines Gefäßverschlusses wird hier innerhalb der ersten Stunden versucht, das Blutgerinnsel mit Medikamenten aufzulösen und dadurch möglichst schnell die Sauerstoffversorgung wiederherzustellen. Für eine solche sogenannte Lyse-Behandlung bleibt allerdings nur ein Zeitfenster von vier bis fünf Stunden.

BLUTUNGEN

Neben einem Gefäßverschluss kann auch eine akute Blutung das Hirngewebe zerstören. Da sich die Symptome stark ähneln, bezeichnet man auch diese Erkrankung als Schlaganfall, obwohl ein ganz anderer Schädigungsmechanismus dahintersteckt. Während beim Gefäßverschluss der entscheidende Faktor der Sauerstoffmangel ist, ist es bei der Blutung vor allem der Druck des Blutes auf das Hirngewebe. 80 Prozent der Schlaganfälle beruhen auf Durchblutungsstörungen, 20 Prozent auf Blutungen. Ist der Schlaganfall auf eine Blutung zurückzuführen, kommt es auf eine schnelle operative Behandlung des Hirngewebes und die Stillung der Blutung an.

Trotz verbesserter Therapiemöglichkeiten bleiben allerdings immer noch in vielen Fällen irreversible Schäden des Hirngewebes zurück, die sich unter anderem auch als chronische Gleichgewichtsstörungen und Schwindelgefühle bemerkbar machen können.

DEGENERATIVE ERKRANKUNGEN

Durchblutungsstörungen müssen jedoch nicht immer gleich zu einem Schlaganfall führen. Sie können stattdessen auch als generelle Mikrodurchblutungsstörungen infolge von degenerativen Veränderungen der kleinen und kleinsten Blutgefäße auftreten. Dabei spielen teilweise genetisch bedingte vorzeitige Alterungsprozesse eine Rolle, aber auch Folgen von Allgemeinerkrankungen wie Diabetes oder Bluthochdruck. Mikrodurchblutungsstörungen verursachen eine schleichende Schädigung von Nervenzellen und machen sich durch eine allgemeine Hirnleistungsschwäche mit Konzentrationsstörungen, Vergesslichkeit und einem eher diffusen Unsicherheits- und Schwindelgefühl bemerkbar. Das Endstadium dieser Form von Durchblutungsstörungen ist eine gefäßbedingte (vaskuläre) Demenz, die nach der Alzheimer-Erkrankung mit etwa 15 Prozent die zweithäufigste Demenzform ist.

Neben der vaskulären Demenz gibt es zahlreiche andere Erkrankungen, die zu einem allmählichen Abbau von Gehirnsubstanz und in der Folge zu einer Einschränkung der Hirnleistungsfähigkeit führen. Die bekannteste und häufigste Form ist die Alzheimer-Erkrankung, die etwa 60 Prozent aller Demenzfälle ausmacht. Bei dieser Form der Demenz kommt es nicht zu Durchblutungsstörungen, sondern zu Ablagerungen im Gehirn. Auch hier macht sich der Schwindel meistens nur als unsicheres und schummriges Gefühl im Kopf bemerkbar. Außerdem sind eine allgemeine Verlangsamung und Unsicherheit der Bewegungsabläufe typisch.

Eine ursächliche Behandlung von Demenzerkrankungen gibt es bisher trotz intensiver Forschung nicht. Vorsorgen lässt sich in gewissem Umfang durch regelmäßige Bewegung, geistige Aktivität und eine allgemeine Gesundheitsvorsorge, zu der auch eine rechtzeitige Hörgeräteanpassung gehört. Immerhin fast zehn Prozent aller Demenzfälle sind laut Studien Folge einer nicht versorgten Schwerhörigkeit – bei knapp 50 Millionen Betroffenen weltweit wären also rein rechnerisch 4,5 Millionen Menschen bei einer rechtzeitigen Hörgeräteversorgung nicht dement geworden. Eine erschreckende Zahl.

CHRONISCH ENTZÜNDLICHE PROZESSE

Unter Entzündungen versteht man in der Regel Infektionen durch Bakterien, Pilze oder Viren. Das Immunsystem wehrt sich gegen diese Eindringlinge, und dieser Abwehrprozess verursacht die typischen Entzündungsreaktionen, wie man sie zum Beispiel von einer Mandelentzündung kennt: Das Gewebe verfärbt sich aufgrund der vermehrten Durchblutung rot, schwillt an und schmerzt, und es bildet sich unter Umständen Eiter. Um diese Form der Entzündung geht es hier allerdings nicht, obwohl es natürlich auch solche Infektionen der Hirnhäute oder von Teilen des Gehirns gibt. Sie sind heute aber relativ selten, und Schwindelbeschwerden stehen dabei meist nicht im Vordergrund.

Viel wichtiger sind im Zusammenhang mit Schwindelerkrankungen jene Entzündungsreaktionen, die entstehen, wenn das Immunsystem sich gegen körpereigenes Gewebe richtet. Solche sogenannten Autoimmunerkrankungen verlaufen in der Regel chronisch und führen, je nachdem, welches Gewebe angegriffen wird, zu ganz unterschiedlichen Symptomen. Typische Autoimmunerkrankungen sind beispielsweise Rheuma, Diabetes Typ 1, Hashimoto-Thyreoiditis, Zöliakie oder die Multiple Sklerose. An Letzterer leidet in Deutschland, Österreich und der Schweiz bis zu 0,5 Prozent der Bevölkerung, und zwar meist bereits ab einem jungen Alter. Die Erkrankung betrifft außerdem mehr Frauen als Männer.

Der Name Multiple Sklerose, kurz MS, leitet sich von den lateinischen Worten *multiple* für »vielfach« und *skleros* für »hart« ab. Es handelt sich also um vielfach auftretende Verhärtungen der Nervenbahnen, die dadurch entstehen, dass das eigene Immunsystem die Schutzhülle der Nervenfasern allmählich zerstört, wodurch auf Dauer Vernarbungen entstehen, die sogenannten Plaques. Hierdurch kommt es zu einer Verlangsamung oder Unterbrechung der Reizleitung im

Nerv, was je nach Lokalisation unterschiedliche Symptome hervorruft. Typisch sind Gefühlsstörungen, Lähmungserscheinungen oder Sehstörungen, aber eben auch Schwindel. Da im Grunde alle Gewebe im Zentralnervensystem betroffen sein können, nennen Mediziner die Erkrankung auch *Encephalomyelitis disseminata,* was so viel bedeutet wie »über das ganze Gehirn und Rückenmark verteilte Entzündung«.

Die Schwindelbeschwerden bei der Multiplen Sklerose ergeben sich aus einer Schädigung des Kleinhirns sowie der Nervenbahnen, die die Vestibulariskerne mit den Kerngebieten der Augenmuskeln verbinden. Dadurch kann es zu unterschiedlichen Nystagmus-Bewegungen, Sehstörungen sowie Koordinations- und Haltungsstörungen kommen. Nicht selten sind Sehprobleme oder Schwierigkeiten mit den Augen das erste Symptom, das MS-Patienten zum Arzt führt, noch bevor sie ihre Diagnose kennen. Diese wird letztlich aufgrund der Vernarbungen an den Nervenzellen, die man im Kernspintomografen sehen kann, gestellt, sowie durch eine Untersuchung der Hirnflüssigkeit (Liquorpunktion), bei der sich bestimmte Abwehrzellen und Antikörper nachweisen lassen.

TUMORERKRANKUNGEN

Die meiste Angst haben meine Patienten mit Schwindelbeschwerden vor der Diagnose eines Hirntumors. Dabei ist dies eine der seltensten Ursachen für das Symptom Schwindel. Dennoch muss man natürlich auch an eine solche schwere Diagnose denken und sie im Zweifelsfall auch ausschließen.

Wie fast jedes Gewebe im Körper können auch Zellen im Gehirn entarten und gut- oder bösartige Tumore ausbilden. Gutartige Tumore schädigen das Zentralnervensystem vor allem durch den Druck, den sie bei ihrem Wachstum auf das Gehirngewebe ausüben, bösartige zusätzlich, indem sie gesundes Gewebe infiltrieren und zerstören. Das gilt auch für Metastasen, also Tochtergeschwülste, die beispielsweise bei

Lungen- oder Dickdarmkrebs durch Verschleppung von Tumorzellen im Gehirn entstehen können.

Ein Beispiel für eine gutartige Tumorerkrankung ist das Akustikusneurinom, das von der Umhüllung des Gleichgewichtsnervs, eines der zwölf Hirnnerven des Menschen, ausgeht und diesen allmählich durch Druck schädigt. Dieser Nerv zieht in einer Hülle gemeinsam mit dem Hörnerv vom Gleichgewichtsorgan des Innenohres durch einen Knochenkanal zum Hirnstamm. Selbst sehr kleine Tumore von nur einem bis drei Millimetern schädigen den Nerv, der in dem engen Kanal immer mehr eingequetscht wird. Da das Akustikusneurinom extrem langsam wächst, haben die Betroffenen allerdings in der Regel kaum Schwindel, da das Gehirn den allmählich auftretenden Schaden schon während der Entstehung kompensiert. Die Patienten kommen in erster Linie mit Ohrgeräuschen oder einem leichten Hörverlust zu mir, da auch der Hörnerv durch den zunehmenden Druck gereizt wird. Das wiederum kann das Gehirn nicht ausgleichen.

Der häufigste bösartige Hirntumor ist das Glioblastom, das von den Gliazellen im Gehirn ausgeht. Gliazellen kann man sich wie ein Rohrsystem um die eigentlichen Nervenzellen vorstellen. Sie sind dafür da, den Nervenzellen Halt zu geben, aber sie führen ihnen auch Nährstoffe zu und wirken darauf ein, wohin die Informationen geleitet werden. Zudem sind sie genauso in die Isolierung von Nervenbahnen involviert wie in die Aufrechterhaltung der Blut-Hirn-Schranke, die verhindert, dass schädliche Substanzen aus dem Blut in die Hirnflüssigkeit gelangen.

Glioblastome treten häufiger bei älteren Patienten auf und wachsen relativ aggressiv. Die langfristige Prognose ist trotz intensiver Therapie mit einer Kombination aus Operation, Bestrahlung und Chemotherapie eher ungünstig.

Schwindel tritt beim Glioblastom, aber auch bei allen anderen Tumorerkrankungen des Gehirns in der Regel zusammen mit Kopfschmerzen, Übelkeit und je nach Lokalisation verschiedenen Begleitsymptomen auf. Der Nachweis erfolgt vor allem durch bildgebende Verfahren wie CT und Kernspintomografie.

Bevor wir das Kapitel zu den neurologischen Schwindelursachen abschließen, will ich Ihnen natürlich noch erzählen, wie es mit meinem Patienten Herrn F. weiterging. Nachdem im Krankenhaus tatsächlich ein Hirnstamminfarkt festgestellt worden war, wurde sofort eine Lyse-Behandlung eingeleitet. Sie erinnern sich: Dabei wird das Blutgerinnsel, das für die fehlende Durchblutung verantwortlich ist, aufgelöst.

Herr F. hatte Glück im Unglück. Der geschädigte Hirnbereich erholte sich nach der Behandlung und einer anschließenden Rehabilitation fast vollständig, und der Schwindel ging zurück. Das lag vor allem daran, dass Infarkte des Hirnstammes sowohl in Bezug auf Symptome als auch die Prognose einige Besonderheiten aufweisen. Der Hirnstamm ist nämlich mit rund 1,3 Zentimeter Durchmesser relativ klein und gleich durch mehrere Blutgefäße versorgt. Entsprechend klein ist häufig auch das Infarktareal. In vielen Fällen erholt sich das Gewebe bei einem Hirnstamminfarkt deshalb vollständig wieder. Das ist wirklich eine gute Nachricht. Ist der Infarktbereich größer, kann es aber auch zu unterschiedlich stark ausgeprägten Folgeschäden kommen. Entscheidend sind in erster Linie immer die richtige Diagnosestellung und ein schnelles und entschlossenes Handeln.

8

VERSPANNUNGEN

Wenn der Schwindel von den Muskeln kommt

Frau S. kam eigentlich zur Abklärung von Kopfschmerzen zu mir in die Praxis. Ihre Hausärztin wollte eine chronische Nebenhöhlenentzündung ausschließen. Als ich sie nach der Art und dem Verlauf ihrer Beschwerden fragte, offenbarte sich aber schnell, dass sie auch unter oft wiederkehrenden Schwindelattacken litt, die jeweils für mehrere Stunden und bis zu zwei Tage anhielten. Sie selbst vermutete einen Zusammenhang mit ihren Verspannungen im Nacken, denn sie arbeite in einer Behörde und säße fast den ganzen Tag vor dem Bildschirm. Nach kurzem Zögern erzählte sie weiter, sie habe in den vergangenen zehn Jahren rund zehn Kilo zugenommen, da sie kaum noch Sport mache.

Bei der anschließenden Untersuchung zeigten sich weder spontan noch nach dem Schütteln des Kopfes oder bei verschiedenen Lagerungsmanövern Nystagmus-Bewegungen der Augen. Der Kopfimpulstest und auch die Untersuchung der Nasennebenhöhlen waren regelrecht. Da sie Verspannungen des Nackens erwähnt hatte, untersuchte ich zusätzlich die Kiefer- und die Kopfgelenke. Dazu ertastete ich zunächst mit meinen Mittelfingern die Kiefergelenke und bat die Patientin dann, den Mund so weit wie möglich zu öffnen und wieder zu schließen. Dabei zeigte sich eine verzögerte Mundöffnung auf der rechten Seite, außerdem klagte sie über einen Druckschmerz. Auf Nachfrage gab sie an, dass sie wegen nächtlichem Zähnepressen bereits seit einigen Jahren eine Aufbissschiene trage und man ihr auch Krankengymnastik empfohlen habe. Anschließend drückte ich im Nacken zwei Punkte in Höhe des Haaransatzes, die bei Verspannungen und Kopfschmerzen häufig druckempfindlich werden. Auch hier zeigte sich eine deutliche Empfindlichkeit auf der rechten Seite.

Wenn Sie das Gefühl haben, dass auch Sie unter Verspannungen im Nackenbereich leiden, dann testen Sie diese Druckpunkte ruhig selbst einmal aus. Sie liegen zwischen den hinteren Muskelgruppen, die am Schädel ansetzen. Dazu ertasten Sie am besten mit dem Mittel- oder Zeigefinger den Unterrand des Schädelknochens vom einen Ohr zum anderen Ohr. Bei Blockaden oder einem Spannungskopfschmerz werden Sie dabei auf mindestens ein oder zwei Stellen treffen, die besonders schmerzen. Hier liegen die Ansatzpunkte der verspannten Muskeln.

Viele Schwindelpatienten, die zu mir kommen, vermuten Verspannungen im Nackenbereich als Ursache ihrer Beschwerden. Wissenschaftlich ist das allerdings umstritten. Während HNO-Ärzte Verspannungen oder Blockaden der Halswirbelsäule durchaus als Ursache von Schwindel und Unsicherheitsgefühlen anerkennen, bestreiten Neurologen einen direkten Zusammenhang. Häufig ist diesbezüglich von einem »Glaubenskrieg« der beiden Fachrichtungen die Rede. Das Schwierige dabei: Beide haben gute Argumente auf ihrer Seite, sodass bis heute kein endgültiges Urteil über die Existenz eines HWS-bedingten Schwindels gefällt werden kann. Aber das muss vielleicht auch gar nicht sein, denn zwei Dinge sind unumstritten:

1. Selbst wenn man Verspannungen im Bereich der Halswirbelsäule als Hauptursache von Schwindelbeschwerden anerkennt, kommt dies sicher deutlich seltener vor als andere Schwindelursachen.

2. Wenn man Verspannungen der Halswirbelsäule als Hauptursache von Schwindelbeschwerden *nicht* anerkennt, kann es durch sie jedenfalls zu einer Verschlechterung von vestibulären oder zentralen Schwindelerkrankungen kommen.

EINFACH MAL LOCKERLASSEN

Insofern sollten Verspannungen im Rahmen von Schwindelerkrankungen immer mitbehandelt werden, selbst wenn sie selbst nicht der Hauptauslöser für den Schwindel sind. Dabei gilt die Devise: loslassen und locker bleiben. Aber was soll das genau bedeuten?

Der Grund, warum viele Menschen im Hals- und Nackenbereich verspannt sind, ist innere stressbedingte Anspannung. Deshalb setzt sich ein Gleichgewichtstraining auch aus verschiedenen Aspekten zusammen – neben Krafttraining zur besseren Stabilität und Gleichgewichtstraining für bessere Koordination gehört immer auch ein Entspannungstraining für die Kopf- und Halsmuskulatur zur Behandlung dazu.

Stressreduktion und muskuläre Entspannung sind überhaupt wichtige Bausteine im Rahmen einer Schwindeltherapie. Das ist aber leichter gesagt als getan, denn Stress lässt sich nicht einfach vermeiden und die Muskulatur nicht einfach auf Befehl entspannen. Dahinter stecken häufig erlernte Fehlhaltungen durch Bewegungsmangel, sitzende Tätigkeiten und die innere Einstellung, die zu »Verbissenheit« und einem erhöhten Stresslevel führt.

Neben klassischen Entspannungsmethoden wie Yoga, autogenem Training, progressiver Muskelrelaxation oder Qigong gebe ich meinen Patienten oft den Tipp, dass es ein guter Anfang ist und manchmal sogar schon reicht, im Alltag auf folgende Dinge zu achten: bewegen, abschalten und loslassen. Je besser es gelingt, Entspannung und Bewegung in den Alltag zu integrieren und gleichzeitig die eigenen Stressreaktionen zu minimieren, desto weniger werden verspannungsbedingte Schwindelbeschwerden auftreten können.

Dafür muss jeder seinen eigenen Weg finden. Ich mache Ihnen trotzdem mal ein paar Vorschläge.

1 BEWEGUNG

Um zu verstehen, warum Bewegung bei Stress guttut, muss man wissen, dass Stress im rein evolutionären Sinn bedeutet, dass man eine Gefahr vor sich sieht, früher war das zum Beispiel der berühmte Säbelzahntiger. Begegnete man diesem, blieben einem nur der Kampf oder die Flucht. Beides erfordert Bewegung, und der Körper baut entsprechend Muskelspannung auf. Da die meisten Menschen heute bei Stress aber nicht mehr kämpfen oder fliehen können oder müssen, sondern trotz der vor allem psychischen Belastung weiter ihrer Arbeit und dem Alltag nachgehen, werden die ausgeschütteten Stresshormone nicht schnell durch Bewegung abgebaut, sondern muskuläre Anspannung, Reizbarkeit und innere Unruhe bleiben bestehen. Wenn man daraufhin wahlweise laufen geht, aufs Rad steigt, eine Runde Fußball spielt oder auch einfach nur um den Block spaziert, baut man Stresshormone ab und macht das, was die Evolution für eine Stresssituation vorgesehen hat.

2 ABSCHALTEN

Das Internet und das Smartphone sind schuld, wenn man das so formulieren darf, dass wir ununterbrochen neuen Reizen ausgeliefert sind, die um unsere Aufmerksamkeit kämpfen. Dazu kommen noch Mitmenschen, der Job, das Radio und das Tagesgeschehen. Diese Reizüberflutung löst auf Dauer Stress aus und überfordert unsere neurologischen Verarbeitungsmechanismen. Öfter mal – wortwörtlich – abzuschalten, bewirkt da Wunder. Ein strukturierter Tagesablauf mit festen Anspannungs- und Entspannungsphasen kann eine gute Hilfe sein. Dann weiß der Körper, wann er regenerieren und zur Ruhe kommen kann. Regelmäßige Einschlafrituale unterstützen das Abschalten vor der Nacht.

Verspannungen im Kieferbereich wie bei meiner Patientin Frau S. sind eine typische Stressfolge. Man beißt, im wahrsten Sinne des Wortes, ständig die Zähne zusammen, weil man so unter Druck steht. Das bewusste Lockern der Muskulatur im Kieferbereich, eine progressive Muskelrelaxation oder Dehnübungen können solche Verspannungen auflösen beziehungsweise verringern. Wer Letztere nur von der Wade kennt, sollte es mal ausprobieren: Ein zwischen die Schneidezähne geklemmter Korken dehnt zum Beispiel Mundöffnung und Kiefer. Bei stärkeren Verspannungen sollte auch der Zahnarzt konsultiert werden. Er kann gegen das nächtliche Zähnepressen oder -knirschen (Bruxismus) eine Schiene anpassen oder Krankengymnastik verordnen. Loslassen bedeutet also in diesem Zusammenhang auf mehrere Arten, nicht so verbissen zu sein. Es hilft, sich einmal Gedanken darüber zu machen, was einen belastet und was einem guttut. Man muss lernen, auch einmal Nein zu sagen, wenn eine Überlastung droht. Nicht an Gewohnheiten festzuhalten und ab und zu mal die Perspektive zu wechseln, gehört ebenfalls dazu.

DIE VESTIBULÄRE MIGRÄNE

Kopfschmerzen und Schwindel können aber nicht nur bei Verspannungen gemeinsam auftreten, sondern auch bei einer ganz besonderen Form der Migräne. Hier kommt es neben den typischen Kopfschmerzattacken mit oder ohne Aura, also visuellen oder akustischen Wahrnehmungsstörungen, auch zu akutem Drehschwindel, der sich auf den ersten Blick kaum von einem vestibulär bedingten Schwindelanfall unterscheidet. Auch Übelkeit bis hin zum Erbrechen, Gangunsicherheit und alle möglichen Formen von Nystagmus-Bewegungen der

Augen können dabei auftreten. Aufgrund der Kombination von migräneartigen Kopfschmerzen und Gleichgewichtssymptomen nennt man diese Erkrankung auch vestibuläre Migräne.

Da die Patienten zwischen solchen Attacken häufig völlig symptomlos sind und die Symptome sich individuell stark unterscheiden können, ist die Diagnose dieser Migräne beziehungsweise der Schwindelursache nicht so leicht zu stellen. Statt einer spezifischen Untersuchung sind es vor allem die vom Patienten vorgebrachten Beschwerden und die Krankheitsgeschichte, die zur Diagnose führen.

Von der Internationalen Bárány-Gesellschaft für Otoneurologie, einem Zusammenschluss von Wissenschaftlern, die sich mit Erkrankungen des Hör- und Gleichgewichtssinnes beschäftigen, und der Internationalen Kopfschmerzgesellschaft wurden vier Kriterien festgelegt, die für eine vestibuläre Migräne sprechen. Sind alle Kriterien erfüllt, gilt die Diagnose als sicher:

1. Mindestens fünf Episoden mit Schwindelsymptomen mittlerer oder starker Intensität und einer Dauer von fünf Minuten bis 72 Stunden
2. Aktive oder frühere Migräne mit oder ohne Aura
3. Kopfschmerzen mit mindestens zwei der folgenden Merkmale während mindestens der Hälfte der Schwindelanfälle: einseitiger Kopfschmerz, pulsierender Kopfschmerz, Verstärkung durch körperliche Routineaktivitäten, Lichtempfindlichkeit, Lichterscheinungen
4. Nicht auf eine andere vestibuläre Erkrankung zurückzuführender Schwindel

Bei immerhin etwa einem Prozent der Bevölkerung tritt die vestibuläre Migräne mindestens einmal im Leben auf, wobei die Dunkelziffer relativ hoch ist, da die Diagnose, wie schon gesagt, immer noch viel zu selten gestellt wird. Frauen sind etwas häufiger von der Erkrankung betroffen als Männer. Bei Kindern ist die vestibuläre Migräne sogar die häufigste Schwindelform vor dem psychisch bedingten funktionellen Schwindel. Doch wie kommt es zu dieser speziellen Form der Migräne?

Man geht davon aus, dass der Grund eine Überaktivität in den Kernen des Gleichgewichtssinnes und des sogenannten Trigeminusnervs im Hirnstamm ist. Dieser ist für die Sensibilität im gesamten Gesichtsbereich und in Teilen des Kopfes zuständig und leitet entsprechend auch alle Schmerzreize aus diesen Bereichen an das Gehirn weiter. Unklar ist jedoch, woher diese Überaktivität bei den betroffenen Patienten kommt.

Sind bei der vestibulären Migräne weitere Bereiche des Hirnstammes betroffen, was sich etwa durch Schluckstörungen oder eine verwaschene, undeutliche Sprache bemerkbar machen kann, spricht man auch von einer Basilarismigräne. Wichtig zu wissen ist, dass die Funktionsstörungen während eines akuten Anfalls immer reversibel sind, es also nicht zu dauerhaften Schädigungen kommen kann. Modern gesprochen handelt es sich demnach um ein reines Softwareproblem, ohne dass die Hardware in Mitleidenschaft gezogen wird.

Wie bei vielen chronischen Erkrankungen bedarf es neben einer Veranlagung für das Leiden in der Regel auch eines konkreten Auslösers, damit es zu akuten Beschwerden kommt. Bei der vestibulären Migräne kommen unter anderem folgende Auslöser infrage:

- Emotionale oder körperliche Überlastungen
- Muskuläre Verspannungen
- Schlafmangel
- Helles oder flackerndes Licht über längere Zeit und dadurch ausgelöste Reizüberflutung
- Hormonelle Veränderungen
- Genuss- oder Nahrungsmittel wie Alkohol, Käse, Schokolade oder bestimmte Früchte

Behandelt wird die vestibuläre Migräne ähnlich wie die klassische Migräne. Bei akuten Anfällen werden symptomatisch wirksame Medikamente wie Dimenhydrinat gegen den Schwindel und die Übelkeit verordnet. Gegen die Kopfschmerzen helfen Triptane. Für prophylaktisch wirkende Medikamente, die die Anfallsfrequenz und die Stärke der Symptome reduzieren sollen, gibt es wissenschaftlich keinen hinreichenden Wirksamkeitsnachweis, sodass im Einzelfall abgewogen werden muss, ob ein Therapieversuch unternommen werden soll. Am häufigsten werden Betablocker, die auch aus der Bluthochdrucktherapie bekannt sind, und Antidepressiva zur Prophylaxe eingesetzt.

Umso wichtiger ist es, typische Auslöser, wenn man sie denn kennt, zu vermeiden und durch ausreichend Schlaf, gesunde Ernährung und viel Bewegung den Körper insgesamt im Gleichgewicht zu halten. Auch Therapieverfahren, die die Eigenregulation des Körpers unterstützen, wie die Akupunktur, können im Einzelfall helfen.

Sie haben es sicher schon vermutet: Die Kombination aus wiederkehrenden Kopfschmerzepisoden und Schwindelattacken deutete bei meiner Patientin Frau S. auf eine vestibuläre

Migräne hin. Bei einer gezielten Befragung erfüllte sie auch alle vier Kriterien für die Diagnosestellung. Ich klärte sie daher über die Merkmale der Erkrankung und die möglichen Maßnahmen auf und empfahl ihr, wegen des Zähneknirschens auch noch mal mit ihrem Zahnarzt zu sprechen. Außerdem versuchte ich, sie dazu zu motivieren, wieder regelmäßige Bewegung und Sport in ihren Alltag einzubauen. Auch eine Gewichtsreduktion könnte ihr helfen. Da die Beschwerden teilweise zyklusabhängig auftraten, sollte sie auch ihren Hormonstatus noch einmal bei der Frauenärztin überprüfen lassen.

In der Regel lässt sich durch solche Veränderungen in den Lebensgewohnheiten eine deutliche Reduktion der Anfälle bewirken. Das gilt nicht nur für die vestibuläre Migräne, sondern auch für andere chronische Anfallserkrankungen wie beispielsweise den Morbus Menière (siehe Kapitel 5).

9

FUNKTIONELLER SCHWINDEL

Wenn die Angst einen aus dem Gleichgewicht bringt

Als Herr F. in meine Sprechstunde kam, war er völlig verzweifelt. Sofort platzte es aus dem jungen Mann heraus: Er leide jetzt schon seit Monaten an Schwindel und traue sich kaum noch aus dem Haus, erzählte er mir. Angefangen habe alles vor einem halben Jahr, kurz vor seinem Staatsexamen, da habe er immer mal wieder das Gefühl gehabt, jemand würde ihm den Boden unter den Füßen wegziehen. Ihm sei unwohl gewesen und alles um ihn herum habe geschwankt. Im Liegen habe das taumelige Gefühl dann nach einiger Zeit nachgelassen. Aber es trete immer wieder in ganz unterschiedlichen Situationen unvermittelt auf – an der Uni, im Supermarkt, im Zug oder auch einfach auf offener Straße. Das verunsichere ihn im Alltag immens. Zu Hause trete der Schwindel seltener auf, aber auch das könne passieren. Da er nie genau wisse, wann ihm schwindelig werde, vermeide er mittlerweile alle Unternehmungen, die nicht unbedingt erforderlich seien, und lebe in ständiger Angst vor einer neuen Attacke. Der junge Mann, der eigentlich mitten im Leben stand, war extrem eingeschränkt.

Bei der Untersuchung zeigte sich weder spontan noch bei der Lagerung ein Nystagmus. Der Kopfimpulstest war regelrecht und auch alle weiteren Untersuchungen zeigten einen gesunden 23-Jährigen. Auch die Kernspintomografie, die der Hausarzt bereits durchgeführt hatte, hatte keine Auffälligkeiten gezeigt.

Auf näheres Befragen hin gab er schließlich an, dass er seit dem Tod seiner Mutter vor zwei Jahren häufiger unter Ängsten leide und sich generell Sorgen um seine Gesundheit mache. Er schlafe schlecht, habe zeitweise einen Tinnitus und sei mit seinem Lehramtsstudium nicht so recht glücklich. Zu Sport oder Freizeitaktivitäten komme er immer seltener.

Schwindel macht Angst, und Angst verstärkt den Schwindel. Bei Frau P., die wir in Kapitel 1 kennengelernt haben, war eine Erkrankung des Innenohres Auslöser für den Schwindel gewesen. Sie hatte daraufhin eine ängstliche Schonhaltung entwickelt, die zu immer größeren Einschränkungen im Alltag geführt und ihre Lebensqualität stark beeinträchtigt hatte. Ein organisch verursachter Schwindel war in ihrem Fall also der Auslöser einer Abwärtsspirale aus Schwindel und Angst gewesen, aus der sie sich selbst nicht mehr hatte befreien können.

Bei Herrn F. hatte ich einen anderen Eindruck. Es ließ sich bei ihm trotz intensiver Suche kein organischer Grund für den Schwindel finden. Er war körperlich kerngesund, und trotzdem litt er unter Schwindel und Ängsten. Konnte es also sein, dass nicht der Schwindel der Auslöser für die Ängste war, sondern umgekehrt die Angst den Schwindel auslöste?

Um Ihnen meine Gedanken etwas anschaulicher zu machen, lassen Sie uns noch mal gemeinsam darauf schauen, wie und warum Angst eigentlich entsteht und warum sie nicht nur ein Gefühl ist, sondern auch körperliche Folgen hat. Dazu müssen wir uns zuerst noch einmal mit dem limbischen Nervensystem im Zwischenhirn beschäftigen. Hier werden alle Informationen, die das Gehirn von den Ohren, Augen und den anderen Sinnesorganen bekommt, rund um die Uhr gescannt und bewertet. Je nachdem, was als wichtig oder weniger wichtig bewertet wurde, werden entsprechende Transmitterstoffe ausgeschüttet. Diese nutzen die Nervenzellen zur Kommunikation, so wie wir Menschen eine kurze WhatsApp mit wichtigen Infos verschicken – etwa »Ich komme zu spät«, »Ich habe gewonnen« oder »Ich muss leider absagen«. Und wie bei uns Menschen rufen diese Nachrichten auch bei den anderen Nervenzellen unterschiedliche Reaktionen und Gefühle hervor. Über ein »Ich komme zu spät« ärgern wir uns vermutlich deutlich mehr als über »Ich habe gewonnen«. Auch dass wir uns überhaupt über WhatsApp-Nachrichten freuen oder ärgern können, ist letztlich wiederum das Produkt von Transmitterübertragungen. Nur, dass uns das nicht bewusst ist. All diese Reaktionen finden auf unterbewusster Ebene statt. Das macht evolutionär gesehen auch Sinn, denn wenn wir in jeder Situation erst lange nachdenken müssten, wie wir reagieren, ginge viel zu viel Zeit verloren und unser Großhirn wäre hoffnungslos überlastet.

EIN LEBENSWICHTIGES, ABER BEDROHLICHES GEFÜHL

Angst will eigentlich keiner haben, denn sie ist zunächst einmal ein unangenehmes Gefühl. Aber auch ein sehr wichtiges, denn es wird bei potenziellen Gefahren ausgelöst, um uns zu warnen. Beides versuchen wir, durch Lernen zu vermeiden – sowohl die Gefahrensituation selbst als auch die Angst, die dadurch verursacht wird. Sind wir einmal mit dem Fahrrad am Hang gestürzt, werden wir beim nächsten Mal langsamer fahren. Die meisten Angstreaktionen im Alltag sind also eigentlich Lernreaktionen. Das machen wir uns oft nicht klar. Ist etwas nicht gut gelaufen oder hat uns sogar Schaden zugefügt, haben wir davor Angst und vermeiden es. Je negativer und bedrohlicher das angstauslösende Ereignis war, desto stärker verankert sich die Angst dabei im Gehirn.

Aber es gibt auch angeborene Ängste, die sich im Laufe der Evolution tief in uns eingeprägt und unser Überleben begünstigt haben. Sie werden sozusagen von Generation zu Generation weitergegeben. Die Angst vor Feuer, vor Dunkelheit oder vor gefährlichen Tieren zum Beispiel.

Eng mit der Angst verbunden ist immer eine Stressreaktion des Körpers. Das macht auch Sinn. Während die Angst die emotionale Reaktion auf eine drohende Gefahr ist, versetzt das Stresssystem unseren Körper in Alarmbereitschaft. Wir laufen weg, ducken oder verstecken uns. Ausgelöst werden diese Stressreaktionen ebenfalls im Zwischenhirn. Dabei werden drei Systeme aktiviert:

1 Das **aufsteigende retikuläre System** ist eine Nervenbahn im Stammhirn und aktiviert unsere Aufmerksamkeit und Reaktionsbereitschaft (Vigilanz). Um diese »Weckfunktion« zu gewährleisten, steht es mit vielen anderen Systemen im Hirnstamm und im Zwischenhirn in Verbindung. Unter anderem erhält es auch direkt optische, akustische und olfaktorische Informationen. Am engsten ist die Verbindung jedoch zum Zwischenhirn, in dem unsere Sinneseindrücke verarbeitet werden.

2 Das **vegetative Nervensystem** steuert alle lebenswichtigen Funktionen (Vitalfunktionen) im Körper, unter anderem Atmung, Verdauung, Herzfrequenz und die Aktivität der Drüsen. Es lässt sich unterteilen in den Sympathikus, der den Körper in einen Aktivitätsmodus versetzt und seine Leistungsbereitschaft erhöht, und den Parasympathikus, der für die Ruhephasen zuständig ist, in denen der Körper regeneriert und neue Energie gewinnt. Der Sympathikus sorgt also für Anspannung, der Parasympathikus für Entspannung. Je nach Anforderung übernehmen diese beiden Gegenspieler abwechselnd das Kommando über unseren Körper.

Der Sympathikus ist überwiegend im sympathischen Grenzstrang, einem Nervengeflecht im Rückenmark, lokalisiert. Von hier aus erreicht er über periphere Nerven die Zielorgane wie Herz, Lungen, Muskulatur und Drüsen. An den Zielorganen wird als Botenstoff des Sympathikus Noradrenalin ausgeschüttet, nur in den Schweißdrüsen kommt Acetylcholin zum Einsatz. Noradrenalin dockt dort an spezifische Rezeptoren nach dem Schlüssel-Schloss-Prinzip an und löst dadurch die verschiedenen Reaktionen aus.

Eines der Zielorgane des Sympathikus ist das Nebennierenmark. Durch seine Stimulierung wird Adrenalin (80 Prozent) und Noradrenalin (20 Prozent) ins Blut ausgeschüttet, was zu einem zusätzlichen Aktivierungseffekt im ganzen Körper führt. Wie sich dieser Adrenalinanstieg im Blut anfühlt, kennt jeder: Das Herz schlägt einem bis zum Hals, man bekommt schwitzige Hände, die Muskelspannung steigt, man atmet schneller und steht insgesamt wie unter Strom.

Der Effekt einer Aktivierung des Sympathikus tritt sehr schnell ein, man spricht auch von der »Schrecksekunde«. Er vergeht aber auch genauso schnell wieder, wenn die Bedrohung abnimmt.

Der Parasympathikus hat seinen Sitz im Stammhirn und erreicht die Zielorgane über den zehnten Hirnnerven, den Nervus vagus. Sein Botenstoff ist das Acetylcholin. In Ruhephasen und nach überstandener Stressreaktion übernimmt er das Ruder und die Spannung löst sich. Er sorgt dafür, dass Körper und Geist zur Ruhe kommen und aktiviert die Verdauung, um neue Energie zu gewinnen.

❸ Über die Achse von Hypothalamus und Hypophyse wird eine Cortisol-Ausschüttung aus der Nebennierenrinde ausgelöst. Cortisol ist neben dem Adrenalin das zweite wichtige Stresshormon. Es wirkt anders als Adrenalin nicht über eine Bindung an Rezeptoren der Zellmembran, sondern es wandert in die Zellen hinein. Im Zellkern, in dem die Erbinformationen gespeichert sind, löst es die Produktion verschiedener Botenstoffe aus. Diese sind dann für die eigentliche Wirkung verantwortlich.

Dieser ganze Prozess dauert deutlich länger als die Adrenalinausschüttung des vegetativen Nervensystems, hält dafür aber auch wesentlich länger an. Adrenalin ist also für die schnelle Erstreaktion des Körpers bei Stress verantwortlich, Cortisol eher für die mittelfristigen Effekte. Man könnte auch sagen, Adrenalin hat die Qualitäten eines Sprinters, Cortisol eher die eines Langstreckenläufers.

Menschen, die also ständig unter Strom stehen, ständig Stress haben, schütten vermehrt Cortisol aus. In unserer schnelllebigen Gesellschaft sind es immer mehr Menschen, die davon betroffen sind.

Cortisol hat im Rahmen der Stressreaktion vielfältige Effekte. So bewirkt es eine erhöhte Glucoseproduktion in der Leber (Glukogenese) und einen vermehrten Fettabbau (Lipolyse) und mobilisiert so Energie für Kampf oder Flucht. Es erhöht den Blutdruck, was die körperliche Leistungsfähigkeit kurzfristig verbessert, und führt über eine erhöhte Schweißsekretion dazu, dass der Körper bei Bewegung nicht so schnell überhitzt. Bei Verletzungen sorgt es für die Unterdrückung von Entzündungsreaktionen und eine beschleunigte Blutgerinnung. Außerdem verringert es das Schmerzempfinden.

Auch im Gehirn führt Cortisol zu vielfältigen Veränderungen. So fokussiert es die Aufmerksamkeit auf den Stressor, blendet alles aus, was ablenken könnte, und sorgt dafür, dass relevante Informationen schneller im Gedächtnis abgespeichert werden. Dieser Effekt scheint aber nur bei moderatem Stress gut zu funktionieren, wie Tierversuche und bildgebende Verfahren zeigen konnten. Extrem starker Stress bewirkt eher das Gegenteil. Das Abspeichern und umgekehrt auch das Abrufen von Informationen wird erschwert, da der Hippocampus, der für Lern- und Erinnerungsprozesse verantwortlich ist, blockiert wird.

Cortisol begünstigt darüber hinaus auch aggressives Verhalten. Die Stärke der Reaktion hängt zusätzlich von geschlechts- und altersspezifischen Faktoren sowie dem kulturellen Umfeld ab. Bei einer vermeintlichen Bedrohung verändert sich unser Verhalten daher von einem eher reflektierten, bewussten Vorgehen hin zu unreflektierten, reflexartigen Reaktionen. Das kann man auch gut bei Streitgesprächen beobachten. Fühlt sich ein Gesprächspartner provoziert, wird die Diskussion schnell unsachlich

> und wenig lösungsorientiert, und im schlimmsten Fall eskaliert die Situation bis hin zur Handgreiflichkeit. Auch im Sport, wo ja vielfach Kampfsituationen simuliert werden und dadurch das Stresssystem maximal stimuliert wird, kann es schnell zu regelwidrigen Übersprunghandlungen und Fouls kommen. Langfristig gesehen beeinflusst Cortisol sowohl direkt als auch indirekt die Vernetzung und Funktion der Nervenzellen und reduziert die Leistungsfähigkeit unseres Gehirns.

Angst und Stress sind also zunächst einmal nichts Negatives, sondern evolutionär gesehen ein wichtiger Schutzmechanismus. Zumindest, solange sich diese Reaktionen auf echte Bedrohungen beziehen. Treten sie in Situationen auf, die objektiv gesehen gar keine Bedrohung darstellen, können Angst und Stress sehr unangenehm werden. Eine schlecht verlaufene Prüfung kann beispielsweise zu Prüfungsängsten und einem »Blackout« durch die mit der Angst verbundene Stressreaktion in den nächsten Prüfungen führen.

Durch die enge Verbindung von Stress- und Angstreaktionen im Zwischenhirn kann es aber auch allein aufgrund einer dauerhaften Überlastung zu Angstreaktionen kommen. Angst ist in solchen Fällen nicht auf eine bestimmte schlechte Erfahrung zurückzuführen, sondern die Folge von langfristigem oder übermäßigem Stress.

Was hat das jetzt aber alles mit Schwindel zu tun? Sieht man sich die Angst- und Stressreaktionen noch einmal genau an, stehen Betroffene in solchen Situationen unter einer enormen inneren Anspannung. Ihr Herz schlägt schneller, der Blutdruck steigt und die Arbeitsweise ihres Gehirns verändert sich dramatisch. Die Aufmerksamkeit richtet sich nach innen, und sie können keinen klaren Gedanken mehr fassen. Sie fühlen sich bedroht und der Situation ausgeliefert, und diese tiefe Verunsicherung gibt ihnen das Gefühl, keinen Halt mehr zu haben, aus dem Gleichgewicht zu kommen oder den Boden unter den Füßen zu verlieren. Interessanterweise empfinden die Betroffenen in solchen Situationen den Schwindel häufig als Ursache der Angst und nicht umgekehrt, wie es eigentlich richtig wäre. Denn nicht der Schwindel löst die Angst aus, sondern die Angst den Schwindel. Diese Form des Schwindels infolge von Stress und Angst wurde bisher phobischer Schwindel (vom griechischen Wort *Phobie* für Angst) genannt. Heute wird diese Form des Schwindels unter dem etwas weiter gefassten Begriff »funktioneller Schwindel« geführt.

Behandelt werden muss in solchen Fällen also weniger das Symptom Schwindel, sondern vor allem die ihn auslösende Angst. Die gute Nachricht dabei ist, dass man solche erlernten, aber eigentlich überflüssigen Ängste auch wieder verlernen kann. Das geht aber nicht von allein, sondern bedarf in der Regel psychologischer Hilfe. Vor allem mit verhaltenstherapeutischen Methoden lassen sich Angststörungen und der dadurch verursachte Schwindel erfolgreich in den Griff bekommen.

Ziel einer solchen Therapie ist es, sich zunächst bewusst zu machen, dass in den entsprechenden Situationen realistischerweise gar keine Gefahr droht. Im Anschluss müssen Strategien entwickelt werden, die dabei helfen, bei der nächsten Angstattacke rasch aus dem Teufelskreis von körperlichen Stressreaktionen und Angstgefühlen auszubrechen. In der Therapie lernt man, die Aufmerksamkeit auf etwas anderes zu lenken, außerdem werden Entspannungsmethoden eingeübt und Wege aufgezeigt, auf das Gefühl Angst zu reagieren, damit es nicht übergroß wird. Manchmal hilft auch ein Expositionstraining, bei dem man sich ganz bewusst den angstauslösenden Situationen stellt – natürlich unter professioneller Begleitung. Wer Höhenangst hat, steigt bei einem solchen Training also zum Beispiel ganz bewusst auf einen hohen Turm.

In Herrn F.s Fall trat der Schwindel mit typischen Stresssymptomen und ängstlichem Vermeidungsverhalten auf. Er erlebte ihn nicht als Drehschwindel wie bei vestibulären Störungen und auch nicht mit den für einen neurologischen Schwindel typischen Begleitsymptomen wie Sehstörungen, sondern eher wie ein plötzliches Aus-dem-Gleichgewicht-Geraten, wodurch er alles um sich herum als bedrohlich empfand. Da alle körperlichen Untersuchungen ohne Befund blieben, wurde die Diagnose eines angstbedingten Schwindels immer wahrscheinlicher. Auch die emotionalen Belastungen durch den Tod der Mutter und den Prüfungsstress im Vorfeld passten als Auslöser gut ins Bild.

EIN NEUES SCHWINDELKONZEPT

Beim phobischen Schwindel handelt es sich ursprünglich um eine Überreaktion des limbischen Nervensystems auf eigentlich harmlose Reize. Genau wie beim vestibulären Schwindel kann sich daraus im Laufe der Zeit aber ein Teufelskreis aus Schwindel auf der einen und angstbetontem Vermeidungsverhalten auf der anderen Seite entwickeln. Dieser Kreislauf führt genauso zu einer Verschlechterung und Chronifizierung der Beschwerden wie die Unsicherheit und die daraus resultierende Schonhaltung beim vestibulären oder zentralen Schwindel. Die folgende Darstellung kennen Sie bereits von der Schwindeleskalation in Kapitel 4 über den Hörsturz. Sie dient auch hier der Veranschaulichung des Teufelskreises, in den Betroffene häufig geraten.

CHRONIFIZIERUNG DES SCHWINDELS

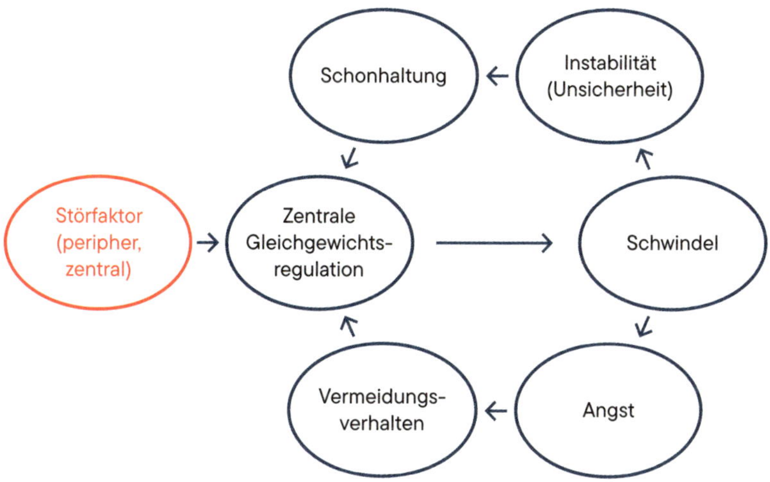

Da sich die Symptome bei einer solchen Eskalation also unabhängig von der ursprünglichen Ursache auf Dauer sehr ähneln, wurde 2017 vom Komitee zur Klassifikation vestibulärer Erkrankungen der Internationalen Bárány-Gesellschaft für Neurootologie ein neues Krankheitsbild definiert: der funktionelle Schwindel oder Persistent Postural-Perceptual Dizziness (PPPD, gesprochen »triple-P-D«). Für die Diagnosestellung müssen folgende fünf Kriterien erfüllt sein:

1. Eine oder mehrere Symptome von Schwindel, Unsicherheit oder nichtdrehendem Schwindel sind an den meisten Tagen für drei Monate oder länger vorhanden. Dabei gilt:

    - Die Symptome halten über einen längeren Zeitraum (Stunden) an, können jedoch an Schwere zu- oder abnehmen.
    - Die Symptome müssen nicht konstant während des ganzen Tages vorhanden sein.

2. Persistierende Symptome treten ohne spezifische Auslöser auf, werden aber durch drei Faktoren verstärkt:

    - Aufrechte Körperhaltung
    - Aktive oder passive Bewegung ohne bestimmte Richtung oder Position
    - Bewegte visuelle Stimuli oder komplexe visuelle Muster

3. Die Störung wird durch Bedingungen hervorgerufen, die Drehschwindel, Unsicherheit, Schwindel oder Gleichgewichtsstörungen verursachen, einschließlich akuter, episodischer oder chronischer vestibulärer Syndrome, anderer neurologischer oder medizinischer Erkrankungen oder psychischer Belastungen.

    - Wenn der Auslöser ein akuter oder episodischer Zustand ist, bilden sich Symptome im Muster des Kriteriums 1 zurück, sobald der Auslöser abgeklungen ist. Sie können jedoch zunächst intermittierend auftreten und sich dann zu einem persistierenden Verlauf festigen.
    - Wenn der Auslöser ein chronisches Syndrom ist, können sich die Symptome zunächst langsam entwickeln und sich allmählich verschlechtern.

4. Die Symptome verursachen erhebliche Belastungen oder Funktionsstörungen.

5. Man findet für die Symptome keine andere Krankheit als Ursache.

Etwas weniger fachspezifisch ausgedrückt, schildern Patienten mit funktionellem Schwindel einen eher diffusen Schwankschwindel mit Benommenheitsgefühl und Unsicherheit beim Gehen. Sie halten sich deshalb auch bei langsamer Fortbewegung häufig auffällig an der Wand oder an Möbeln fest, um sich abzustützen. Gehen sie schneller oder werden durch ein Gespräch abgelenkt, bessert sich ihre Stabilität. Das gilt auch für die Untersuchung mithilfe der Posturografie. Bei normalem Stand zeigen Betroffene auch hier starke Schwankungen, die sich ebenfalls bessern, wenn sie abgelenkt werden, indem man sie beispielsweise bittet, von 300 ausgehend immer die Zahl 7 abzuziehen. Auch ein Leeregefühl im Kopf oder das Gefühl eines schwankenden Bodens werden häufig genannt. Stressreaktionen und Ängste sind regelmäßig Begleitsymptome.

Verschlechterungen treten typischerweise in angstbesetzten Situationen auf, je nach Patient etwa in engen Räumen oder Fahrstühlen, beim Fahren über Brücken oder an öffentlichen Orten mit vielen Menschen. Auch optische Reize wie flackernde Bildschirme oder schnelle Bildwechsel lösen den Schwindel aus.

Bestimmte Persönlichkeitsmerkmale und psychische Besonderheiten begünstigen ebenfalls das Auftreten eines funktionellen Schwindels. Zu hohe Ansprüche an sich selbst, die Neigung zur übermäßigen und strengen Selbstbeobachtung und eine allgemeine Ängstlichkeit sind hier zu nennen.

Laut einem Artikel im Ärzteblatt aus dem Jahr 2020 ist der funktionelle Schwindel die häufigste Ursache für chronische Schwindelbeschwerden überhaupt. Dennoch wird die Diagnose so gut wie nie gestellt, da die zugehörige Diagnoseverschlüsselung noch nicht in das Kodierungssystem der Ärzte eingeführt wurde. In der Praxis bedeutet das: Wenn ein Arzt eine Diagnose nicht verschlüsseln kann, dann stellt er sie auch nicht. Denn was bringt ihm eine nichtexistierende Diagnose, die mit Arbeit und Aufwand verbunden ist, für die er aber keine Bezahlung bekommt? Ähnlich, wie weiter vorne im Buch schon erwähnt, ist die Situation bei der Diagnose »Schwindel im Alter«, bei der es gar keine Kodierungsmöglichkeit gibt – also keine Möglichkeit, die Diagnose abzurechnen. Es ist dringend an der Zeit, dass das endlich geändert wird. Denn in beiden Fällen gilt, dass eine nicht gestellte Diagnose sehr oft auch keine wirksame Therapie zur Folge hat. Die Patienten leiden also weiter.

Dabei gibt es durchaus gute Behandlungsverfahren. So empfehlen die wissenschaftlichen Leitlinien beim funktionellen Schwindel schon seit Längerem eine Kombination aus Gleichgewichtsübungen, um die subjektiven Schwindelbeschwerden zu bessern und die zentrale Kompensation zu fördern, und einer kognitiven Verhaltenstherapie, um die Angst vor dem Schwindel und die Neigung zu Schonhaltungen zu verlieren. Diese Bausteine können dann noch erweitert werden durch Entspannungsmaßnahmen, die die überschießenden Stressreaktionen ausbremsen sollen, sowie eine Expositionstherapie, bei der bewusst schwindel- und angstbesetzte Situationen aufgesucht und alternative Reaktionsmuster eingeübt werden. In Einzelfällen werden anfangs auch Medikamente eingesetzt, um entweder den Schwindel oder die psychischen Begleitsymptome abzuschwächen. Sie ersetzen aber in keinem Fall die anderen Therapiebausteine. Im nächsten Kapitel werden wir uns noch einmal genauer mit den einzelnen Komponenten einer Schwindeltherapie beschäftigen.

Jetzt bleibt noch die Frage, was aus meinem Patienten, Herrn F., wurde. Nachdem die Diagnose eines funktionellen Schwindels aufgrund seiner Überlastung und der daraus resultierenden Ängste feststand, konnte ich auch eine entsprechende Therapie einleiten. Ich verordnete ihm ein Gleichgewichtstraining bei einem spezialisierten Physiotherapeuten und empfahl eine kognitive Verhaltenstherapie wegen seiner Angststörung. Problematisch dabei ist leider nach wie vor, dass

Therapieplätze sowohl für das Gleichgewichtstraining als auch für die kognitive Verhaltenstherapie nur schwer und teilweise mit deutlicher Verzögerung zu bekommen sind. Das könnte sich in Zukunft zumindest in Deutschland ändern, denn durch die Einführung von digitalen Gesundheitsanwendungen können Ärzte für verschiedene Diagnosen App-basierte Therapien verschreiben, die die Betroffenen zuzahlungsfrei nutzen können. Studien für eine App bei chronischem Schwindel laufen bereits und die Zulassung einer solchen Schwindeltherapie, die neben einem Gleichgewichtstraining auch Entspannungsübungen und eine digitale Verhaltenstherapie beinhaltet, ist in Kürze zu erwarten.

10

VESTIBULARISAUSFALL

Wenn ein Gleichgewichtsorgan die Arbeit einstellt

Als Herr L. zu mir in die Praxis kam, war er bereits seit mehreren Monaten krankgeschrieben. Der Grund: Er war eines Morgens mit Schwindel und Übelkeit aufgewacht und konnte kaum geradeaus laufen. Der Hausarzt hatte ihn sofort zu einem HNO-Arzt weitergeschickt, der den Ausfall des rechten Gleichgewichtsorgans festgestellt hatte. Eine sofort eingeleitete Cortisontherapie war ohne Erfolg geblieben. Schnelle Hilfe war nicht in Sicht, deshalb verschrieb ihm der HNO-Arzt ein Medikament und ein Schwindeltraining beim Physiotherapeuten. Unter dieser Behandlung hatte sich der Schwindel bei Herrn L. allmählich gebessert. Die Untersuchungen zeigten jedoch immer noch einen kompletten Ausfall des Gleichgewichtsorgans. Das heißt, die Ursache war nicht behoben, das Gleichgewichtstraining hatte aber dazu beigetragen, dass das Gehirn gelernt hatte, den Schaden zu kompensieren, Herrn L. also nur mit den Informationen eines Gleichgewichtsorgans in der Balance zu halten. Man nennt das eine zentrale Kompensation. Hätte Herr L. nun einen Schreibtischjob, wäre so weit alles wieder gut, der Haken war aber: Herr L. arbeitete als Busfahrer. Und da ist die Sache nicht so einfach.

Denn da vor allem im Straßenverkehr brenzlige Situationen entstehen können, hat der Gesetzgeber in Deutschland hier strenge Regeln erlassen. So steht in der *Begutachtungsleitlinie zur Kraftfahreignung* der Bundesanstalt für Straßenwesen: »Wer unter ständigen, anfallsartigen Störungen des Gleichgewichts leidet, ist nicht in der Lage, ein Kraftfahrzeug (...) zu führen.« Die Entscheidung über die Fahrtauglichkeit müsse aber, heißt es weiter, grundsätzlich im Einzelfall durch einen qualifizierten Facharzt erfolgen. Besondere Regeln gelten dabei für Berufskraftfahrer, vor allem wenn sie im Bereich der Personenbeförderung tätig sind.

Als Busfahrer befördert Herr L. täglich Hunderte von Fahrgästen, und jede Fehlreaktion kann fatale Folgen haben. Während der akuten Phase der Erkrankung besteht daher gesetzlich ein absolutes Fahrverbot. Erst wenn kein Schwindel und keine Koordinationsstörung mehr bestehen, die zentrale Kompensation also weit fortgeschritten ist, kann das Fahrverbot nach fachärztlicher Begutachtung aufgehoben werden. Und genau deshalb war er zu mir gekommen. Nicht, um sich behandeln zu lassen, da hatte mein Kollege schon hervorragende Arbeit geleistet, sondern, um von mir hinsichtlich seiner Fahrtauglichkeit begutachtet zu werden.

Dazu werden ähnliche Untersuchungen gemacht wie bei der Diagnostik, nur dass es hier nicht darauf ankommt, die Ursache des Schwindels zu erkennen, sondern die Auswirkungen der Erkrankung auf den Gleichgewichtssinn und das Verhalten als Ganzes zu bestimmen.

Bei der Befragung gab der Patient an, auch bei schnellen Bewegungen schwindelfrei zu sein. Beim Stehversuch nach Romberg und dem Tretversuch nach Unterberger kam es auch bei geschlossenen Augen nicht zu seitlichen Abweichungen. Bei der Untersuchung mit der Frenzelbrille ließen sich keine Spontan- und nur sehr geringe Provokationsnystagmen beobachten. Der Kopfimpulstest zeigte wie die Videonystagmografie den bekannten Ausfall des rechten Gleichgewichtsorgans. Die anderen Untersuchungsergebnisse sprachen allerdings für eine sehr gute zentrale Kompensation dieser Schädigung. Aus meiner Sicht war eine akute Verschlechterung nicht zu befürchten, und so konnte ich Herrn L. etwa sechs Monate, nachdem er das erste Mal einen Schwindel verspürt hatte, die Fahreignung bescheinigen.

Sie sehen – selbst ein ausgefallenes Gleichgewichtsorgan kann man heute so gut behandeln, dass die Betroffenen wieder voll am Alltag teilnehmen können. In diesem Fall war also alles gut gegangen. Das ist aber nicht immer so, denn in der Medizin gibt es stets drei mögliche Richtungen: Es kann besser werden, es kann gleich bleiben, und es kann schlechter werden. Meine Aufgabe als Arzt ist es zunächst einmal, zu verhindern, dass es schlimmer wird, und dann zu überlegen, wie die Beschwerden gebessert werden können. In keinem Fall sollte es aber schlechter werden. Bevor wir noch einmal zu den Behandlungsmöglichkeiten von Schwindelbeschwerden kommen, lassen Sie uns deshalb betrachten, was eine Verschlechterung der Symptomatik verhindern kann.

DAS SOLLTEN SIE NICHT TUN

Der wichtigste Tipp ist sicherlich: **Nicht nichts tun!** Viele Betroffene, die unter Schwindel leiden, haben ihre eigene Theorie, was dahintersteckt, und glauben, dass es schon irgendwann wieder besser werden wird. Vor allem, wenn der Schwindel nur sporadisch auftritt und dazwischen längere beschwerdefreie Intervalle liegen, verdrängen sie ihre Symptome und erwähnen sie selbst beim Arzt, wenn überhaupt, nur nebenbei. Das kann aber zu einer Chronifizierung und im schlimmsten Fall auch zu dauerhaften Schädigungen führen. Ein unbehandelter Lagerungsschwindel kann Jahre anhalten, ein wiederholter Endolymphhydrops das Innenohr beschädigen, und Altersschwindel ist häufig ein Grund für Stürze und schwere Verletzungen.

Deshalb gilt: Wer Schwindel hat, sollte einen Arzt aufsuchen. Manchmal gibt es dann schnelle und einfache Lösungen. Ein Lagerungsschwindel verschwindet mit den richtigen Lagerungsmanövern meist in wenigen Tagen, das Medikament Betahistin verringert die Wahrscheinlichkeit für einen weiteren Endolymphhydrops, und die richtige Therapie des Altersschwindels hilft, Stürze zu vermeiden.

Ziemlich banal klingt vielleicht der zweite Tipp: **Nichts tun, was die zentrale Kompensation verschlechtert!** Aber so selbstverständlich ist das gar nicht. Alkohol, übermäßiger Stress oder zu wenig Schlaf schwächen die Leistungsfähigkeit des Gehirns und verstärken Schwindelbeschwerden, die sonst im Alltag vielleicht kaum oder gar nicht mehr spürbar wären. Das lässt sich in vielen Fällen durch entsprechendes Verhalten verhindern. Nicht verwechselt werden darf das aber mit einem generellen Vermeidungsverhalten, dass man also Tätigkeiten oder Positionen, in denen einem schwindelig wird, ausweicht. Durch ein gezieltes Schwindeltraining müssen gerade diese Situationen geübt werden, damit das Gehirn lernt, hier zu kompensieren.

Der dritte Tipp lautet: **Nichts tun, was gefährlich werden könnte!** Schwindel löst vor allem deshalb starke Angst- und Stressreaktionen aus, weil beim Verlust der räumlichen Orientierung Stürze, Unfälle oder die Unfähigkeit, einer Bedrohung rechtzeitig auszuweichen, drohen. Vor allem beim Schwindel im Alter ist das Sturzrisiko immens. In Kapitel 13 finden Sie daher eine Checkliste zur Sturzprophylaxe (siehe Seite 212).

Aber auch andere Schwindelformen bergen Risiken, auf die man sich einstellen sollte. So kann es bei einem an sich gut kompensierten Schwindel in Situationen, die eine größere Herausforderung an den Gleichgewichtssinn stellen, zu Problemen kommen. Beim Fahrradfahren, auf einer hohen Leiter oder beim abrupten Umdrehen im Straßenverkehr kann sich der Schwindel plötzlich wieder stärker bemerkbar machen, als man das gewöhnt ist, und zu Fehlreaktionen führen. Wer unter Schwindel leidet, für den gilt deshalb: Eine erhöhte Vorsicht ist bei allen potenziell den Gleichgewichtssinn fordernden Situationen angebracht.

Nach diesen wichtigen Hinweisen, wie man eine Verschlechterung verhindern kann, lassen Sie uns noch mal etwas genauer auf die Therapieverfahren schauen, mit denen Schwindelerkrankungen heute effektiv behandelt, also tatsächlich deutlich verbessert werden können. Einige davon haben wir schon kurz in den letzten Kapiteln kennengelernt.

11

VIER SÄULEN DER THERAPIE

Sie kennen das sicher: Wenn Sie eine bakterielle Mandelentzündung haben und zum Arzt gehen, dann verschreibt er Ihnen ein Antibiotikum, und schon nach wenigen Tagen geht es Ihnen in der Regel wieder gut. Sind Ihre Herzkranzgefäße durch Verkalkungen eingeengt, können diese durch einen kleinen Eingriff erweitert und die Durchblutung so wieder gesichert werden. Solche Behandlungen nennt man *ursächlich,* weil sie zur Beseitigung der Ursache der Symptome führen.

Dasselbe Prinzip ist auch bei einigen Schwindelerkrankungen möglich. Der Lagerungsschwindel ist hierfür ein sehr gutes Beispiel. Denn dabei verursachen kleine Kristalle in den Bogengängen, den sogenannten Otolithen, die Schwindelanfälle. Durch geeignete Lagerungsmanöver lassen sich die verirrten Steinchen wieder aus den Bogengängen befördern und der Schwindel verschwindet genauso schnell, wie er gekommen ist (siehe dazu auch Seite 194).

Weitere Schwindelerkrankungen, die ursächlich behandelt werden können, sind medikamentös verursachter Schwindel – in diesem Fall muss man nur das Medikament wechseln oder weglassen – sowie Schwindelbeschwerden bei zu niedrigem Blutdruck oder aufgrund von Sehstörungen, die durch Medikamente oder Sehhilfen verbessert werden.

SYMPTOMATISCHE BEHANDLUNG

Die Mehrzahl der chronischen Schwindelbeschwerden lässt sich allerdings nicht so einfach therapieren, da die Ursachen entweder nicht »reparabel« sind, wie bei einer Schädigung des Gleichgewichtsorgans oder dem Altersschwindel, oder es sich um Veranlagungen handelt, die lebenslang bestehen, wie bei der Menière'schen Krankheit oder der vestibulären Migräne. Auch viele neurologische Erkrankungen lassen sich nicht gänzlich heilen und führen zu Schwindelgefühlen.

In all diesen Fällen ist eine ursächliche Behandlung nicht möglich. Das Therapieziel ist es daher, die Schwindelbeschwerden so weit es geht in den Griff zu bekommen und weitere Verschlechterungen oder Komplikationen zu vermeiden. Das lässt sich aber meist nicht mit einer einzigen Maßnahme erreichen, sondern nur durch die individuelle Kombination verschiedener Therapiebausteine. Welche das im Einzelfall sind, hängt von der Grundkrankheit, den Begleitbeschwerden, aber auch der inneren Einstellung des Patienten ab. Denn wie wir an den Beispielen von Frau P. in Kapitel 1 und Herrn B. in Kapitel 4 schon gesehen haben, kann die gleiche Grundkrankheit, in diesem Fall eine Schädigung des Gleichgewichtsorgans im Innenohr, zu völlig unterschiedlichen Verläufen führen.

In jedem Fall sind die drei wichtigsten Bausteine einer Schwindeltherapie Gleichgewichtstraining, eine kognitive Verhaltenstherapie und ergänzend die Gabe von Medikamenten.

GLEICHGEWICHTSTRAINING

Unser Gleichgewichtssinn gibt uns Halt und räumliche Orientierung. Da das vor allem für uns Zweibeiner gar nicht so leicht ist, müssen wir es gerade am Anfang unseres Lebens trainieren. Wie schwer das ist und wie lange es dauert, können wir immer wieder bei kleinen Kindern beobachten, die sich zum ersten Mal an einer Tischkante hochziehen, den Flur entlanglaufen, auf einen Stuhl klettern oder Fahrrad fahren lernen. Es ist ermutigend und macht zuversichtlich, sie dabei zu beobachten: Kinder lassen sich auch durch Rückschläge nicht davon abhalten, es immer wieder und wieder zu versuchen, bis es irgendwann funktioniert.

Auf neurologischer Ebene werden bei diesen Lernprozessen Verknüpfungen zwischen verschiedenen Nervenzellen im Gehirn – neuronale Netzwerke – gebildet, die unsere Bewegungsabläufe immer besser koordinieren, bis sie vollständig unterbewusst und automatisch ablaufen. Kommt es im Laufe des Lebens krankheitsbedingt zu einer Fehlfunktion dieser Abläufe, macht sich das meist in Form von Beschwerden wie Schwindel oder Koordinationsschwierigkeiten bemerkbar: Wir kommen aus dem Gleichgewicht. Bleibt die Störung bestehen, kann das Gehirn lernen, damit umzugehen und ein neues Gleichgewicht herstellen. Diesen Prozess haben wir bereits als zentrale Kompensation (siehe Seite 152) kennengelernt. Auch dabei handelt es sich, wie bei jedem Lernprozess, um eine andere oder neue Verschaltung der neuronalen Netzwerke. Das ist das Bewundernswerte und so Phänomenale am menschlichen Gehirn – es kann, egal wie sehr es in die Jahre gekommen ist, alte Verknüpfungen auflösen und neue bilden. Je mehr Lebensjahre wir auf dem Buckel haben, umso schwerer fällt uns das zwar, aber es gelingt. Schwindelpatienten können also wie in der Kindheit das Gleichgewicht wieder trainieren.

Dieses Training hat dabei die Aufgabe, den Prozess der Kompensation möglichst effektiv zu unterstützen und zu beschleunigen. Dazu muss der Gleichgewichtssinn immer wieder gezielt herausgefordert werden. Das gelingt vor allem dadurch, dass man gezielt jene Bewegungen ausführt, die zu der Schwindelsymptomatik führen, die also aufgrund der Schädigung nicht mehr optimal ablaufen. Es erscheint auf den ersten Blick paradox, dass man den Schwindel erst einmal auslösen muss, damit er auf Dauer besser wird. Aber nur, wenn etwas gefordert wird, wird es auch gefördert. Umgekehrt gilt das Gleiche: Schone ich mich und versuche, den Schwindel zu vermeiden, fühlt es sich vielleicht kurzfristig besser an, langfristig aber nehmen die Schwindelbeschwerden zu, weil die Gleichgewichtsregulation unterfordert wird. *Use it or lose it* (»Nutze es oder verliere es«) nennen das mittlerweile nicht mehr nur englischsprachige Mediziner. Es gilt übrigens auch für Muskeln, Gelenke oder die allgemeine Koordination.

Was aber sind das für Bewegungen, die das Gleichgewicht besonders effektiv trainieren? Dazu erinnern wir uns noch einmal kurz an die Verknüpfungen der verschiedenen Organe und Funktionssysteme, die an der Gleichgewichtsregulation beteiligt sind: Besonders enge Verbindungen gibt es zwischen den Gleichgewichtsorganen im Ohr und den Muskeln von Augen und Nacken. Diese sind vor allem für die Koordination von Kopf- und Augenbewegungen zur Stabilisierung des Blickfeldes notwendig. Kopfbewegungen und schnelle Blickwechsel führen daher bei Gleichgewichtsstörungen auch häufig zu besonders starken Schwindelgefühlen und Übelkeit. Wer unter einem solchen Schwindel leidet, hat das Gefühl, dass die Umgebung sich dreht oder zur Seite kippt oder dass er den Boden unter den Füßen verliert. Der Gang wird unsicher und es kann zu Seitenabweichungen kommen. Patienten mit solchen Koordinationsstörungen halten sich häufig an Wänden, Möbeln oder Geländern fest, um nicht das Gleichgewicht zu verlieren. Kein Wunder, wenn sie instinktiv versuchen, diese Schwindel auslösenden Situationen zu vermeiden. Das verhindert auf Dauer aber die Besserung der Beschwerden. Denn vor allem durch eine strukturierte Abfolge der Bewegungen hat das Gehirn der Betroffenen die Möglichkeit, sich an die veränderten Gegebenheiten anzupassen und die Koordination zu verbessern. Dadurch nehmen die subjektiven Schwindelbeschwerden und die Nystagmus-Bewegungen der Augen im besten Fall immer mehr ab. Zahlreiche Studien zeigen die Wirksamkeit solcher Übungsprogramme. Eine besonders bewährte Zusammenstellung von Übungen zum Koordinationstraining finden Sie in Kapitel 13.

Neben der gestörten Koordination von Kopf- und Augenbewegungen kommt es aber auch häufig zu einer verminderten Stabilität beim Stehen und Gehen bis hin zur Sturzneigung. Ein **Stabilitätstraining**, bei dem ein sicherer Stand und stabile Bewegungsabläufe geübt werden, ist daher der zweite wichtige Teil jedes Gleichgewichtstrainings. Dazu gehört vor allem bei älteren Patienten auch Krafttraining. Denn nur, wenn die untere Körperhälfte ausreichend muskuläre Kraft hat, ist sie in der Lage, den ganzen Körper stabil zu halten. Kapitel 13 unter »Stabilitätstraining« (siehe Seite 203) finden Sie auch dazu zehn wunderbare Übungen.

Zusätzlich gibt es jedoch noch eine weitere sehr gute Möglichkeit, die Stabilität im Alltag zu trainieren: das sogenannte **LiFE-Programm.** LiFE ist ein Akronym von *Lifestyle-integrated Functional Exercise*, also in den Alltag integriertes Funktionstraining. Entwickelt wurde das Programm 2014 an der Universität von Sydney von Professorin Lindy Clemson. Es beruht auf der Erfahrung, dass ein Training umso besser funktioniert, je mehr es zur Gewohnheit wird und am Ende gar nicht mehr als Training wahrgenommen wird. Wenn ich beispielsweise meine Beinmuskeln mit Kniebeugen trainieren will, kann ich mir dafür Zeit nehmen und im Fitnessstudio regelmäßig 20 Kniebeugen hintereinander machen. Ich kann aber auch Dinge, die ich im Alltag häufiger brauche, in die unterste Schublade einsortieren und muss dann jedes Mal, wenn ich sie heraushole, in die Knie gehen. Auf diese Weise kommt man auch auf 20 Kniebeugen täglich – oder sogar mehr –, nur ohne dass man bewusst trainiert hat.

Durch die Veränderung von Gewohnheiten lässt sich also ein Stabilitätstraining ganz ungezwungen in den Alltag integrieren. Ein weiterer Vorteil des Programms ist, dass man die Übungen individuell an die eigenen Fähigkeiten und den Lebensraum anpassen und sie jederzeit verändern kann. Wenn man einmal das dahintersteckende Prinzip verstanden hat, sind der eigenen Kreativität keine Grenzen gesetzt.

Hier einige Anregungen für Stabilitätsübungen nach dem LiFE-Prinzip:

- Verlagern Sie beim Zähneputzen Ihr Gewicht abwechselnd von einem Bein auf das andere.
- Stellen Sie beim Bügeln die Füße vor- statt nebeneinander (Tandemstand).
- Nehmen Sie die Treppe statt des Aufzugs.
- Legen Sie kurze Strecken zu Fuß und nicht mit dem Auto zurück.
- Lagern Sie Ihre Getränke im Keller oder einem Vorratsraum, damit Sie öfter ein Stück gehen müssen.
- Lagern Sie häufig genutzte Dinge der untersten Schublade.
- Stellen Sie den Wäschekorb auf den Boden, wenn Sie die Wäsche aufhängen, damit Sie sich für jedes Teil bücken müssen.
- Durchqueren Sie Ihren Flur, indem Sie die Füße beim Gehen vor- statt nebeneinander platzieren (Tandemgang).
- Gehen Sie beim Schuhe Zubinden in die Hocke, statt sich hinzusetzen.

Auf die Rolle von innerer Anspannung und äußeren Verspannungen bei der Schwindelentstehung wurde schon in Kapitel 4 eingegangen. **Entspannungsübungen** können dazu beitragen, den Nackenbereich zu lockern und innerlich ruhiger und gelassener zu werden. Auch hierzu finden Sie Übungsvorschläge in Kapitel 13.

Insgesamt ergeben sich also drei Komponenten des Gleichgewichtstrainings, die sich gegenseitig bereichern: das Koordinationstraining, das Stabilitätstraining und die Entspannungsübungen. Diese Teilbereiche können je nach Fall unterschiedlich gewichtet werden. Beim einen werden vor allem die Koordinationsübungen eine Besserung bringen, beim anderen sind die Stabilitätsübungen besonders effektiv. Wichtig ist nur, die jeweiligen Übungen möglichst regelmäßig durchzuführen, denn wie bei allen Lernprozessen hängt der Fortschritt vor allem auch vom Fleiß ab. Damit das gelingt, hier noch ein paar Tipps für die Durchführung:

- Bestimmen Sie feste Zeitpunkte für die Übungen und planen Sie etwas mehr Zeit ein, als Sie eigentlich brauchen.
- Suchen Sie sich einen ungestörten Ort für die Übungen aus. Wer ständig unterbrechen muss, trainiert weniger effizient. Dazu gehört auch, Ihr Handy für die Dauer der Übungen stumm zu schalten.
- Belohnen Sie sich am Ende einer Woche dafür, dass Sie durchgehalten haben.

Alle Trainingsübungen bei Schwindel sollten in jedem Fall mit Vorsicht, in Abhängigkeit von den eigenen Fähigkeiten und nach Möglichkeit in Absprache mit Ihrem Arzt durchgeführt werden. Auch bei Vorerkrankungen des Bewegungsapparates oder der Sinnesorgane sollte in jedem Fall vorher ein Gespräch mit dem behandelnden Arzt stattfinden. Bei größeren Unsicherheiten sollte eine Übungsbehandlung immer unter Aufsicht, zum Beispiel im Rahmen einer krankengymnastischen Therapie, stattfinden.

KOGNITIVE VERHALTENSTHERAPIE

Bis hierher haben wir uns angeschaut, was man mit dem Körper in Sachen Schwindeltherapie machen kann. Doch wir bestehen ja nicht nur aus Muskeln, Organen, Nervenbahnen und Blutgefäßen, sondern auch aus unserer Seele, deshalb muss bei Schwindelbeschwerden zumindest hinterfragt werden, ob auch die Psyche eine Behandlung brauchen könnte. Oft kann eine kognitive Verhaltenstherapie helfen – aus einem einfachen Grund.

Ich bin mir sicher, viele von Ihnen hatten schon mal einen Vertrag in einem Fitnessstudio und sind dann doch nicht regelmäßig hingegangen. Oder Sie wollten sich gesünder ernähren und haben doch heimlich zwischendurch genascht. Darüber müssen Sie sich nicht grämen, das ist menschlich. Unser Verstand ist zwar ein nützliches Werkzeug, aber er hat nicht immer das Sagen. Unsere Entscheidungen im Alltag werden nämlich überwiegend von unseren unbewussten Wünschen und Gewohnheiten getroffen. Das hat in vielen Fällen große Vorteile, weil wir nicht ständig über unsere Handlungen nachdenken müssen. Wenn es aber um positive Veränderungen geht, bremst uns unser Unterbewusstsein durchaus auch mal aus.

Gute Vorsätze allein reichen also nicht. Vielmehr müssen wir unsere inneren Einstellungen oder Haltungen ändern, damit wir im zweiten Schritt auch unser Verhalten den veränderten Bedingungen anpassen und neue Routinen und Gewohnheiten entwickeln können. Konkret auf den Schwindel bezogen heißt das, dass wir bewusst gegen unsere Angst vor dem Schwindel angehen müssen, die uns auch von einem sinnvollen Schwindeltraining abhalten kann. Wir haben bereits mehrmals festgestellt: Wer alle Schwindel auslösenden Situationen vermeidet, der hat zwar vielleicht keinen Schwindel mehr, dafür aber jede Menge andere Einschränkungen. Hier helfen psychologische Methoden, sich aus dem Dilemma zu befreien und sinnvolle Veränderungsprozesse auf unterbewusster Ebene in Gang zu setzen, am besten im Rahmen einer kognitiven Verhaltenstherapie.

Der Begriff *kognitiv* kommt aus dem Lateinischen und bedeutet so viel wie »erkennen«. Bei der kognitiven Verhaltenstherapie geht es nämlich vor allem darum, innere Einstellungen, die einem auf Dauer schaden und einen krank machen, zu erkennen und zu verändern. Häufig sind es nämlich nicht die Situation oder die Erkrankung selbst, die Leid verursachen, sondern vor allem die eigene Reaktion und die Bewertung dieser Situation. Wenn ich etwa Schwindel für etwas ganz Schreckliches halte, das mich von vielen bisher geschätzten Tätigkeiten abhält, und von diesem Gefühl mein Tun und Denken bestimmen lasse, versperre ich mir den Weg zu einer Verbesserung meiner Beschwerden. In der Psychologie nennt man das »Katastrophisierung«. Das Schlimme daran ist, dass es hierdurch häufig zu einer weiteren Verschlechterung der Beschwerden kommt, die die eigene Einschätzung der Situationen noch zu bestätigen scheint. Es ist ein Teufelskreis: Man hat sich ja schon gedacht, dass das nicht klappen kann, und siehe da, es klappt nicht. Selbst der Verstand ist durch solche sich selbst erfüllenden Prophezeiungen *(self-fulfilling prophecies)* schließlich davon überzeugt, dass es keine Lösung für das Problem gibt. Und genau hier setzt die kognitive Verhaltenstherapie an. Damit das Gehirn den Schwindel erfolgreich mithilfe eines Gleichgewichtstrainings kompensieren kann, muss es also zunächst einmal lernen, Haltungen und Verhaltensweisen zu entwickeln, die ein solches Training überhaupt ermöglichen. Es mag für Sie vielleicht banal klingen, dass man das erst lernen muss. Aber glauben Sie mir, ich erlebe in der Praxis immer wieder, dass Therapien gar nicht erst gemacht werden, weil Patienten der Meinung sind, es »eh nicht zu schaffen«.

Die kognitive Verhaltenstherapie unterstützt in diesem Zusammenhang vor allem die folgenden Veränderungen:

- Vermeidungsverhalten verringern
- Ängste bezüglich des Schwindels überwinden
- Motivation und Durchhaltevermögen *(Commitment)* stärken
- Akzeptanz gegenüber der Situation entwickeln

Damit das gelingt, kommen je nach Patient individuell unterschiedliche psychologische Verfahren zur Anwendung, weil jeder eine andere Angst oder ein anderes Denkmuster mitbringt. Zwei dieser Verfahren sollen hier exemplarisch vorgestellt werden: die Haltungsarbeit und das Expositionstraining.

Bei der **Haltungsarbeit** dreht sich alles um den Begriff »Haltung«, der sehr unterschiedlich gebraucht wird, deshalb an dieser Stelle zunächst einmal der Versuch einer Definition: In der Psychologie steht er für die innere Einstellung oder Meinung gegenüber bestimmten Dingen, Personen oder Situationen. Das können bewusste Überzeugungen oder rationale Gedanken sein, etwa die eigene Sicht auf Klimaschutz oder Fleischverzehr. Das können aber auch sehr emotionale Einstellungen sein, beispielsweise wie man sich anderen Menschen gegenüber verhält oder anderes Verhalten bewertet. Solche Blickwinkel beruhen einerseits auf eigenen Erfahrungen, sind aber auch stark durch unser soziales Umfeld, unsere Vorurteile und Werte geprägt. Persönliche Ansichten haben einen sehr großen Einfluss auf unser Verhalten und können uns entweder helfen, unsere Ziele zu erreichen, oder genau das verhindern. Wichtig zu wissen ist, dass unsere Weltanschauungen zwar tief in uns verankert sind, sie aber kein festes Persönlichkeitsmerkmal darstellen. Wir *sind* also nicht unsere Einstellungen, sondern können diese in unserem Sinne jederzeit anpassen. Wenn ich zum Beispiel das Gefühl habe, es immer allen recht machen zu müssen, entspricht das einer erlernten inneren Haltung, die ich aber jederzeit ändern kann. Stellt sich also heraus, dass mich eine bestimmte Auffassung daran hindert, meine Ziele oder Wünsche zu erreichen, sollte sie überdacht und durch eine andere ersetzt werden. Dies gelingt durch die sogenannte Haltungsarbeit in fünf Schritten. Stellen wir uns vor, Sie ärgern sich immer sehr über rote Ampeln beim Autofahren.

- Schritt 1 – Haltung erkennen: Ich ärgere mich über rote Ampeln – meine Haltung ist also die, dass ich auf Hindernisse mit Ärger und Abwehr reagiere.

- Schritt 2 – Nützlichkeit der Haltung einschätzen: Das Ärgern über rote Ampeln ändert nichts daran, dass es rote Ampeln gibt. Stattdessen macht mich meine Reaktion unentspannter und verursacht Stress, und zwar mit allen negativen Folgen: Ich fahre riskanter.

- Schritt 3 – Bessere Haltung finden: Durch meinen bisherigen Ärger über rote Ampeln komme ich nicht schneller, sondern nur gestresster ans Ziel. Ich könnte also ebenso gut gelassen bleiben, in der Zeit vielleicht ein Telefonat führen oder Musik im Radio hören. Denn die Akzeptanz von Dingen, die ich nicht ändern kann, ist eine wesentlich zielführendere und gesündere Herangehensweise.

- Schritt 4 – Neue Haltung ausprobieren: Nun geht es darum, diese neue Haltung einzuüben und in Situationen gelassen zu bleiben, in denen ich mich sonst geärgert habe. Das ist am Anfang ungewohnt, weil die bisherige Reaktion unwillkürlich abgerufen wird. Man muss sich also immer wieder willentlich gegen diese automatisch aufkommenden Emotionen und Reaktionen stemmen: An einer roten Ampel bleibe ich ruhig und schalte auf meinen Lieblingsradiosender.

- Schritt 5 – Haltung verinnerlichen: Je häufiger es gelingt, ruhig und gelassen zu bleiben, desto schneller merkt man, dass die neue Reaktion viel angenehmer ist – ich ärgere mich nicht mehr über rote Ampeln und erreiche entspannt mein Ziel. Das motiviert zum Durchhalten und führt auf Dauer dazu, dass die neuronalen Netzwerke der alten Haltungen und Verhaltensweisen sich auflösen und durch neue ersetzt werden.

Probieren Sie diese Haltungsarbeit ruhig einmal bei sich aus, wenn Sie merken, dass Sie in bestimmten Situationen immer wieder negative Gefühle entwickeln oder sich unwohl fühlen. Häufig liegt es gar nicht so sehr an der Situation selbst, sondern an der eigenen Einstellung, mit der man sich selbst im Weg steht.

Das **Expositionstraining** dagegen dient dazu, unbegründete und hinderliche Ängste zu überwinden. Der Name ist hier Programm: Man wird dem, wovor man Angst hat, bewusst ausgesetzt, das aber geschieht stufenweise und nur ganz allmählich im Sinne eines Trainings. Also bloß keine Angst vor dem Expositionstraining, es ist ein altes und bewährtes Mittel in der Psychologie.

Am Beispiel einer Spinnenphobie, also der Angst vor Spinnen, kann man dieses Therapieprinzip gut erklären. Angst vor Spinnen ist uns evolutionär mitgegeben, damit wir vor allem zu giftigen oder gefährlichen Exemplaren einen respektvollen Abstand halten. Angst auch vor kleinen, harmlosen Spinnentieren ist allerdings völlig unbegründet und führt bei Betroffenen oft zu Panikattacken und übertriebenen Stressreaktionen. Um die Angst in solchen Fällen zu verlieren, ist die allmählich zunehmende Konfrontation mit den achtbeinigen Tieren ein probates Mittel. Man muss dabei die neuen neuronalen Verbindungen herstellen, dass Spinnen, zumindest die kleinen, keine Gefahr sind.

Dazu wird dem Patienten im ersten Schritt zum Beispiel das Foto einer kleinen Spinne gezeigt, sodass er sie zwar sieht, sie aber nicht real vor sich hat. Wiederholt man das, wird die anfängliche Angst vor dem optischen Erscheinungsbild der Tiere allmählich weniger werden. Im nächsten Schritt könnte man sich Spinnen im Zoo hinter Glas ansehen. Auch in diesem Zusammenhang sind sie nicht gefährlich und die Erfahrung, dass ihr Anblick noch kein Grund für Angstreaktionen ist, beruhigt das limbische Nervensystem, das diese auslöst. Der letzte Schritt ist dann, auch vor einer lebendigen kleineren Spinne im Haus oder Garten nicht zu fliehen, sondern sie sich zunächst einmal aus sicherer Entfernung anzusehen.

Auch die Angst vor dem Schwindel kann auf ähnliche Weise überwunden werden. Das gelingt in drei Schritten:

- Schritt 1 – Auslöser erkennen: Zunächst sollte man sich klarmachen, was den Schwindel besonders stark auslöst. Das kann eine bestimmte Bewegung, aber auch eine besondere Situation sein. Zum Beispiel: Beim Einkaufen unter vielen Menschen wird mir immer schwindelig. Oder: Mir wird immer schwindelig, wenn ich den Kopf sehr schnell drehe.

- Schritt 2 – Bewusst die Situation aufsuchen: Als Nächstes setzt man sich dieser Bewegung oder Situation in abgeschwächter oder weniger angstauslösender Weise aus. Man könnte dann ein Kaufhaus zu einem weniger stark frequentierten Zeitpunkt aufsuchen oder sich jemanden als Begleitung mitnehmen. Wenn schnelle Kopfdrehungen den Schwindel auslösen, kann man diese zunächst langsamer ausführen oder den Kopf nicht so weit drehen.

- Schritt 3 – Schwierigkeit steigern: Dann sollte der Schwierigkeitsgrad langsam gesteigert werden. Am besten geht man so vor, dass die erste Übung so lange ausgeführt wird, bis sie keinen oder nur noch einen geringen Schwindel auslöst. Danach sollte der nächste Schritt gegangen werden, so wie beim Hanteltraining, bei dem man auch ganz allmählich das Gewicht erhöht. Man geht also in ein mäßig volles Kaufhaus oder dreht den Kopf ein wenig schneller.

Diese Form von Expositionstraining nennt man Desensibilisierung. Das Gehirn gewöhnt sich dabei allmählich an die Bewegung oder Situation und löst keinen Alarm oder Schwindel mehr aus. Vielleicht kennen Sie das Prinzip einer Desensibilisierungsbehandlung von Allergikern: Auch Allergien behandelt man heute so, dass man den Betroffenen jene Stoffe, gegen die sie allergisch sind, in ansteigender Dosierung verabreicht. Dadurch lernt das Immunsystem im Laufe der Zeit, nicht mehr überzureagieren.

Eine kognitive Verhaltenstherapie ist bei jeder chronischen Schwindelform angezeigt und wird von den wissenschaftlichen Leitlinien vor allem beim phobischen Schwankschwindel und beim funktionellen Schwindel (PPPT) empfohlen. Wichtig ist zudem, dass sie bei allen Schwindelformen auch einen präventiven Charakter haben kann. Eine solche Therapie kann bei einem Psychologen oder in Zukunft auch via App gemacht werden. Die Behandlung hat keine Nebenwirkungen und es gibt keine Gegenanzeigen. Bei psychischen Vorerkrankungen sollte allerdings grundsätzlich ein Psychologe oder Psychotherapeut hinzugezogen werden.

MEDIKAMENTE

Die häufigste Frage, die ich von meinen Patienten gestellt bekomme, ist: »Welche Tabletten bekomme ich denn jetzt?« Nach dem Siegeszug der medikamentösen Behandlungen in den letzten 200 Jahren ist das auch kein Wunder. Es gibt kaum eine Krankheit, bei der nicht irgendein Medikament eine Besserung oder sogar Heilung bewirken kann. Und selbst lange vor der wissenschaftlichen Pharmakologie war man schon überzeugt, dass gegen jedes Übel irgendein Kraut gewachsen sei.

Beim Schwindel ist das allerdings nicht ganz so einfach. Zwar lassen sich auch Schwindelgefühle medikamentös lindern – aber nicht ohne Nebenwirkungen wie Müdigkeit oder verringerte Leistungsfähigkeit. Dann hat der Betroffene zwar weniger Schwindel, fühlt sich aber trotzdem nicht in der Lage, den Alltag zu bestreiten.

Ich muss Ihnen also an dieser Stelle eine Hoffnung nehmen: Es gibt nicht dieses *eine* Schwindelmedikament, das gut gegen alles hilft. Aber wir Ärzte haben ein paar Arzneimittel, die wir als einen von vielen Bausteinen im Rahmen einer Schwindeltherapie einsetzen können. Selten hilft aber nur ein einzelnes Medikament und vor jeder Einnahme gilt: Sie sollten grundsätzlich einen Arzt konsultieren. Ich will Ihnen an der Stelle aber mal aufzeigen, was wir theoretisch bei Schwindel alles verschreiben könnten.

Cortisonpräparate werden bei akuten Schädigungen des Innenohres eingesetzt. Dort sitzen ja auch die Bogengänge, die für unser Gleichgewichtsempfinden wichtig sind. Wie Cortisonpräparate ganz genau funktionieren, weiß man noch nicht, vermutlich bewirken sie eine verbesserte Mikrodurchblutung und unterstützen damit die Selbstheilung der geschädigten Sinneszellen.

Betahistin ähnelt dem körpereigenen Botenstoff Histamin und wirkt über bestimmte Rezeptoren im Innenohr. Hier fördert es die Durchblutung und stabilisiert den Innenohrdruck. Daher wird es in präventiver Absicht beim Endolymphhydrops und der Menière'schen Erkrankung eingesetzt. Bei nachgewiesener Diagnose hat sich die Gabe von 2 × 24 Milligramm am Tag als Standarddosierung bewährt. Im Einzelfall kann das Medikament jedoch auch deutlich höher dosiert werden. Zudem beeinflusst Betahistin die Weiterleitung von Nervenimpulsen vom Innenohr zum Gehirn und lindert dadurch Übelkeit und Erbrechen während eines akuten Schwindelanfalls. Hier ist jedoch das Medikament Dimenhydrinat wirkungsvoller. Betahistin sollte daher nicht als symptomatisches Schwindelmittel eingenommen werden, sondern ausschließlich zur Prävention.

Auch **Dimenhydrinat** wirkt gegen Übelkeit und Schwindel, macht jedoch in höherer Dosierung auch müde. Deshalb wird es in der Schwindeltherapie meist mit Cinnarizin kombiniert. Es hat dann in geringerer Dosierung denselben oder sogar einen größeren Effekt auf die Beschwerden. Die Kombination aus Dimenhydrinat und Cinnarizin eignet sich vor allem für akute Schwindelbeschwerden oder um bei einem chronischen Schwindel die ersten Wochen bis zur einsetzenden zentralen Kompensation zu überbrücken. In Einzelfällen, vor allem bei älteren Patienten, bei denen die Kompensation nur unvollständig erfolgt, kann man es aber auch als Langzeitmedikament einsetzen. Aufgrund der guten symptomatischen Wirkung gegen Schwindel und der guten Verträglichkeit ist die Kombination von Dimenhydrinat und Cinnarizin die erste Wahl bei akuten Schwindelbeschwerden mit oder ohne Übelkeit und Erbrechen.

Triptane kommen aus der Migränebehandlung, wirken aber auch als Akutmedikament bei der vestibulären Migräne. Bei anderen Schwindelformen haben sie keinen Effekt.

Wie Sie sehen, gibt es also eine gute Nachricht: Wir Ärzte haben viele sehr effektive Therapiemöglichkeiten, Ihnen bei Schwindel zu helfen. Die für Sie vielleicht nicht schlechte, aber überraschende Nachricht: Oft hilft nicht nur eine Maßnahme und oft sind auch Sie gefordert, ganz aktiv gegen die Krankheit anzugehen.

12

WOHER KOMMT MEIN SCHWINDEL?

Nachdem Sie schon viele Patienten mit verschiedenen Schwindelbeschwerden kennengelernt und von den wichtigsten Diagnose- und Therapiemethoden erfahren haben, wenden wir uns jetzt dem interessantesten Fall zu: Ihrem eigenen.

Stellen Sie sich vor, Sie sitzen im Sprechzimmer oder begleiten jemanden mit Schwindel zum Arzt. Folgende Fragen würde der Mediziner dann vermutlich stellen. Hier können Sie diese schon mal für sich beantworten oder zumindest mal darüber nachdenken. Das kann den tatsächlichen Besuch beim Arzt erfolgreicher machen.

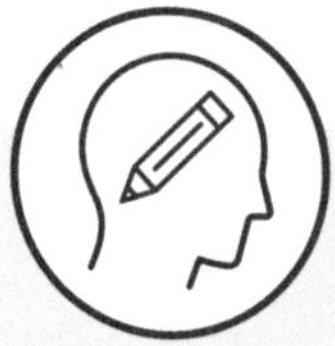

Wie fühlt sich Ihr Schwindel am ehesten an?

○ Drehgefühl
○ Schwanken
○ Benommenheit

○ ______________________________

Seit wann besteht Ihr Schwindel?

○ Ein paar Tage
○ Ein paar Wochen
○ Ein paar Monate
○ Länger als 1 Jahr

Wie ist der zeitliche Verlauf Ihrer Beschwerden?

○ Akute Anfälle für Sekunden
○ Akute Anfälle für Minuten bis Stunden
○ Akute Anfälle für mehrere Tage
○ Ständiger Schwindel

Was löst Ihren Schwindel aus?

- ◯ Bewegungen des Kopfes
- ◯ Drehbewegungen im Liegen
- ◯ Gehen oder Laufen
- ◯ Räumliche Enge
- ◯ Optische Reize
- ◯ Stress
- ◯ ______________________________

Gibt es weitere Symptome im Zusammenhang mit dem Schwindel?

- ◯ Hörminderung oder Ohrgeräusche
- ◯ Panik, Unruhe oder Zittern
- ◯ Verspannungen
- ◯ Kopfschmerzen
- ◯ Übelkeit oder Erbrechen
- ◯ Sprachstörungen, Lähmungen oder Doppelbilder
- ◯ Herzrasen
- ◯ ______________________________

Gibt es bei Ihnen Risikofaktoren für Schwindelbeschwerden?

- ◯ Herz-Kreislauf-Erkrankungen
- ◯ Sehstörungen
- ◯ Überlastungen
- ◯ Medikamente, die Schwindel auslösen können
- ◯ Genussgifte
- ◯ Neurologische Erkrankungen
- ◯ Unfälle im Kopfbereich
- ◯ ______________________________

Die hier beantworteten Fragen nehmen Sie als Betroffener am besten zu Ihrem nächsten Arztbesuch mit, denn so erhält der Kollege einen guten Überblick über Ihre Beschwerden. Wer schnell selbst rausfinden will, unter welchem Schwindel er wahrscheinlich leidet, für denjenigen haben wir hier kompakt das wichtigste Wissen zu Schwindelbeschwerden und die Top Ten der häufigsten Diagnosen noch mal zusammengefasst. Mal schauen, wo Sie sich wiederfinden ...

DIE DREI WICHTIGSTEN SCHWINDELFORMEN

DREHSCHWINDEL

Auslösefaktoren und Symptome	Mögliche Diagnose
Bei Drehbewegungen des Kopfes akuter Schwindel für einige Sekunden, Übelkeit, Angst zu fallen	Lagerungsschwindel
Bei Stress und Verspannungen akuter Schwindel für Stunden, Übelkeit, Hörverlust, Druck im Ohr, Ohrgeräusche	Endolymphhydrops (Morbus Menière)
Bei Auto- oder Schifffahrten akuter Schwindel für Stunden, Übelkeit	Reisekrankheit (Kinetose)
Bei Herz-Kreislauf-Erkrankungen, Diabetes, niedrigem oder hohem Blutdruck akuter Schwindel für Stunden mit Sprachstörungen, Lähmungen, Doppelbildern	Akute neurologische Erkrankung
Bei Stress, Belastungen, Verspannungen akuter Schwindel für Stunden bis Tage mit Kopfschmerzen	Vestibuläre Migräne
Akuter Schwindel ohne ersichtlichen Auslöser, Übelkeit, Gangunsicherheit, Fallneigung; Besserung im Laufe von Tagen bis Wochen	Akute Vestibulopathie

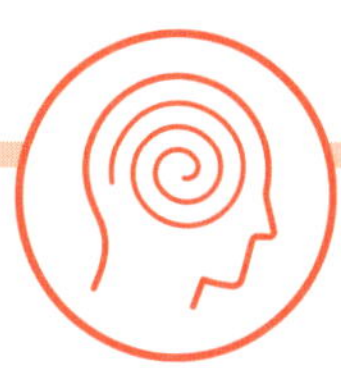

SCHWANKSCHWINDEL

Auslösefaktoren und Symptome	Mögliche Diagnose
In engen Räumen und Menschenmassen, bei Reizüberflutung akuter Schwindel für Minuten, Panik, Unruhe, Zittern	Phobischer Schwankschwindel
Bei Herz-Kreislauf-Erkrankungen, Diabetes, niedrigem oder hohem Blutdruck akuter Schwindel für Minuten bis Stunden, Sprachstörungen, Lähmungen, Doppelbilder	Durchblutungsstörungen des ZNS (TIA)
Unter Alkohol- und Drogeneinfluss akuter Schwindel, Übelkeit, Doppelbilder	Vergiftung
Bei Kopfbewegungen und Sport für Minuten bis Stunden wiederkehrender Schwindel, Verspannungen, Schmerzen im Nacken-Schulter-Bereich, Ohrgeräusche	HWS-bedingter Schwindel
Bei Bewegung und Dunkelheit Schwindel mit Fallneigung	Chronische Vestibulopathie
Bei Kopfbewegungen, starker Selbstbeobachtung, optischen Reizen Schwindel mit Angst und Vermeidungsverhalten	Funktioneller Schwindel (PPPD)
Beim Gehen Schwindel und Taubheitsgefühle in den Füßen	Polyneuropathie
Bei Bewegung Schwindel mit neurologischen Ausfällen	Chronische neurologische Erkrankungen, z. B. Multiple Sklerose

BENOMMENHEIT

Auslösefaktoren und Symptome	Mögliche Diagnose
Beim Aufstehen, nach Medikamenteneinnahme akuter Schwindel für Sekunden, Fallneigung, Schwarzwerden vor den Augen	Zu niedriger Blutdruck (Orthostatischer Schwindel)
Akuter Schwindel für einige Sekunden mit Herzstolpern oder Herzrasen	Herzrhythmusstörungen
Bei Diabetes, niedrigem oder hohem Blutdruck akuter Schwindel für Minuten, kalter Schweiß, Zittern, Unruhe	Unterzuckerung
Bei starker visueller Beanspruchung, z. B. Arbeit am Bildschirm, Kopfbewegungen Schwindel mit verschwommenem Sehen	Sehstörungen, Gleitsichtbrille
Nach Medikamenteneinnahme	Nebenwirkung von Medikamenten
Beim Aufstehen, Bewegung im höheren Lebensalter Schwindel mit Fallneigung, Schwäche, Sehstörungen, Schwerhörigkeit	Altersschwindel

Und? Konnten Sie Ihre Symptome wiederfinden? Natürlich würde ich Sie von Angesicht zu Angesicht in meiner Praxis nicht raten lassen, woran Sie leiden. Aber um ehrlich zu sein, so viel anders mache ich es auch nicht. Ich rate zwar nicht, aber während Sie mir von Ihren Symptomen erzählen, sortiere ich diese nach möglichen Diagnosen. Was passt zu was? Was schließt sich aus?

DIE TOP TEN DER SCHWINDELARTEN

Um es Ihnen auf der Suche nach der richtigen Diagnose leichter zu machen, vertiefen wir hier noch mal die zehn am häufigsten auftretenden Schwindelarten mit ihren charakteristischen Symptomen, den wichtigsten Untersuchungsergebnissen sowie der jeweils bestmöglichen Therapie. Dabei sollten Sie beachten, dass es auch zu Überschneidungen zwischen verschiedenen Diagnosen kommen kann. So kann eine Vestibulopathie in einen funktionellen Schwindel übergehen, oder ein Altersschwindel kann gemeinsam mit neurologischen Erkrankungen auftreten. Häufige Anfälle im Rahmen eines Morbus Menière führen auf Dauer fast immer auch zu einer Vestibulopathie, und ein orthostatischer Schwindel kann auch durch Medikamente verursacht werden. Selbstverständlich ersetzt die folgende Aufzählung außerdem nicht den Gang zum Arzt, der allein die richtige Diagnose bestätigen kann. Aber vielleicht finden Sie ja schon einmal erste Anhaltspunkte.

Die folgenden Diagnosen sind nach der Dauer von kurzem, anfallsartigem Schwindel bis zu lang anhaltenden oder dauerhaften Beschwerden gereiht.

LAGERUNGSSCHWINDEL

Symptome	Sekunden anhaltender heftiger Drehschwindel bei Drehungen im Bett oder Kopfbewegungen nach unten oder oben
Untersuchungsergebnisse	Eindeutige charakteristische Nystagmus-Bewegungen der Augen bei der Lagerung des Patienten

Ursache	Otolithen aus den Otolithenorganen verirren sich in einen der Bogengänge und führen dort bei bestimmten Bewegungen zu einer starken Reizung der Sinneshärchen.
Therapie	Lagerungsmanöver (siehe Seite 194)

VESTIBULÄRE MIGRÄNE

Symptome	Unterschiedlich lang anhaltender Schwank- oder Drehschwindel in unregelmäßigen Abständen; teilweise Aura vor den Anfällen; teilweise Kopfschmerzen oder Licht- und Lärmempfindlichkeit
Untersuchungsergebnisse	Regelrechte Befunde oder nur geringe Nystagmus-Bewegungen der Augen; keine neurologischen Auffälligkeiten. Die Diagnose stützt sich daher vor allem auf die Angaben des Patienten.
Ursache	Wahrscheinlich genetische Veranlagung für Migräne; Auslösung der Anfälle teilweise durch Stress, Verspannungen, Schlafmangel oder bei Frauen zyklusabhängig
Therapie	Migränemedikamente während der Anfälle (z. B. Triptane); zur medikamentösen Prophylaxe Betablocker (z. B. Bisoprolol, Metoprolol), Mittel gegen Epilepsie (Antikonvulsiva wie Topiramat), Antidepressiva (z. B. Amitriptylin); Vermeidung von auslösenden Faktoren; Entspannungsverfahren und Ausdauersport

ENDOLYMPHHYDROPS/MORBUS MENIÈRE

Symptome	Stunden bis wenige Tage anhaltender Drehschwindel mit Übelkeit oder Erbrechen; häufig verbunden mit Hörstörungen im Tieftonbereich, Ohrgeräuschen (Brummen oder Rauschen) und Druckgefühlen im Ohr
Untersuchungsergebnisse	Im akuten Anfall horizontaler Nystagmus in Richtung des erkrankten Ohres; bei Hörstörungen Tieftonabfall im Hörtest. Die Videonystagmografie zeigt eine Übererregbarkeit des betroffenen Gleichgewichtsorgans. Bei der Messung der vestibulär evozierten Muskelpotenziale (VEMP) findet sich eine Übererregbarkeit der Otolithenorgane. Zwischen den Anfällen zeigt sich anfangs ein normaler Befund, da das Ohr sich vollständig erholt. Bei wiederholten Anfällen erholt sich das Gleichgewichtsorgan nicht mehr vollständig und es kommt zusätzlich zu den Zeichen einer Vestibulopathie und zu einer Schwerhörigkeit. Von einem Morbus Menière spricht man, wenn mindestens drei Anfälle mit Schwindel, Hörminderung und einem Tinnitus aufgetreten sind.
Ursache	Überdruck im Innenohr (Hydrops) durch wiederholte Ausdehnung der Innenohrflüssigkeit (Endolymphe); auf Dauer irreversible Schädigung der Sinneshärchen
Therapie	Im Anfall symptomatische Behandlung mit Dimenhydrinat oder Dimenhydrinat mit Cinnarizin als Kombinationspräparat gegen Schwindel und Übelkeit; präventiv Betahistin in individueller Dosierung über einen längeren Zeitraum; Vermeidung von anfallsauslösenden Faktoren wie Verspannungen im Nackenbereich und Stress

ORTHOSTATISCHER SCHWINDEL

Symptome	Sekunden bis wenige Minuten andauernder Schwankschwindel; Schwarzwerden vor Augen nach dem Aufstehen
Untersuchungs-ergebnisse	Blutdruckabfall im Schellong-Test nach dem Aufstehen
Ursache	Niedriger Blutdruck, teilweise auch durch Medikamente bedingt
Therapie	Bewegung und Kreislauftraining; Umstellung von Medikamenten; ausreichende Flüssigkeitszufuhr

HALSWIRBELSÄULEN-BEDINGTER SCHWINDEL

Symptome	Sekundenschwindel und Benommenheitsgefühl nach schnellen Kopfbewegungen; Verspannungen und Schmerzen im HWS-Bereich
Untersuchungs-ergebnisse	Tastbare Verspannungen im HWS-Bereich Da keine echten organischen Schädigungen nachweisbar sind und der Schwindel sich nicht objektivieren lässt, ist die Diagnose umstritten.
Ursache	Asymmetrische Reizung der Rezeptoren im HWS-Bereich durch Fehlhaltungen und -belastungen
Therapie	Bewegung und Lockerung der Muskulatur; Krankengymnastik; Reduzierung von Stress und Anspannung

VESTIBULOPATHIE

Symptome	Starker Drehschwindel mit Übelkeit und Erbrechen, der sich erst nach mehreren Tagen allmählich bessert. Bei einsetzender zentraler Kompensation zunehmende Besserung der Symptome und Schwindel nur noch bei starker Beanspruchung des Gleichgewichtssinnes. Erholt sich das Gleichgewichtsorgan nach einiger Zeit wieder, kommt es unter Umständen kurzfristig zu verstärktem Schwindel, denn verbessert sich das geschädigte Organ, entsteht wieder eine neue Gleichgewichtssituation und das Gehirn muss sich wieder umstellen. Bei fehlender Kompensation häufig Entwicklung eines funktionellen Schwindels mit dauerhaften Beschwerden, Schonhaltung und Angst.
Untersuchungsergebnisse	In der akuten Phase Spontannystagmus in Richtung des gesunden Auges mit Verstärkung nach Schütteln des Kopfes; Verzögerung des Kopfimpulstests auf der erkrankten Seite; Fallneigung zur erkrankten Seite im Stehversuch nach Romberg und Tretversuch nach Unterberger; Untererregbarkeit des erkrankten Gleichgewichtsorgans bei der Videonystagmografie. Nach erfolgreicher zentraler Kompensation lässt der Nystagmus nach, Kopfimpulstest und VNG bleiben aber unverändert. Erholt sich das Gleichgewichtsorgan, kommt es kurzfristig zu einem Nystagmus in Richtung des erkrankten Ohres.
Ursache	Funktionseinschränkung oder -ausfall eines Gleichgewichtsorgans infolge von Durchblutungsstörungen, Infekten oder Schädelunfällen

Therapie	In der akuten Phase Cortison und symptomatische Gabe von Dimenhydrinat mit Cinnarizin als Kombinationspräparat gegen Schwindel und Übelkeit; möglichst frühzeitiges Gleichgewichtstraining, gegebenenfalls in Verbindung mit einer kognitiven Verhaltenstherapie zur Förderung der zentralen Kompensation

SCHWINDEL IM ALTER

Symptome	Unterschiedlich starker, meist unspezifischer Schwankschwindel mit Gangunsicherheit und Sturzneigung; häufig reduzierter Allgemeinzustand mit altersentsprechenden Störungen des Bewegungsapparates, der Sinnesorgane und der kognitiven Fähigkeiten
Untersuchungsergebnisse	Unterschiedliche Einschränkungen der Bewegung, des Sehens, des Hörens und der kognitiven Fähigkeiten; teilweise Zeichen anderer akuter oder chronischer Schwindelerkrankungen
Ursache	Alterungsprozesse in Kombination mit zusätzlichen Erkrankungen oder deren medikamentöser Therapie
Therapie	Wenn möglich, ursächliche Behandlung; Gleichgewichtstraining, gegebenenfalls in Verbindung mit einer kognitiven Verhaltenstherapie; Maßnahmen zur Sturzprophylaxe

NEUROLOGISCH BEDINGTER SCHWINDEL

Symptome	Unterschiedlich starker, meist unspezifischer Dreh- oder Schwankschwindel mit zusätzlichen neurologischen Symptomen von Bewegungs- über Sprech- und Schluckstörungen bis hin zu Bewusstseinsstörungen. Aufgrund der vielfältigen möglichen Ursachen sehr unterschiedliche Verläufe vom akuten Schwindel mit Übelkeit und Erbrechen bei Schlaganfällen über einen eher schubweisen Verlauf bei Multipler Sklerose bis hin zu dauerhaftem Schwindel bei Tumorerkrankungen, Kleinhirnschädigungen oder degenerativen Erkrankungen
Untersuchungsergebnisse	Verschiedene, auch senkrechte Nystagmus-Bewegungen der Augen; unspezifische Abweichungen im Stehversuch nach Romberg und Tretversuch nach Unterberger; Kopfimpulstest und Videonystagmografie regelrecht. Bei Erkrankung des Hör- und Gleichgewichtsnerven können die frühen akustisch ausgelösten Hirnstammpotenziale auf der erkrankten Seite verzögert oder verändert sein. Verschiedenste neurologische Auffälligkeiten von Bewegungs- über Sprech- und Schluckstörungen bis hin zu Bewusstseinsstörungen; Diagnose häufig durch bildgebende Verfahren wie CT oder Kernspintomografie
Ursache	Infarkte, Blutungen, Schädel-Hirn-Traumata, degenerative Erkrankungen, Morbus Parkinson, Multiple Sklerose, Tumorerkrankungen ...
Therapie	Wenn möglich ursächliche Behandlung; Gleichgewichtstraining, gegebenenfalls in Verbindung mit einer kognitiven Verhaltenstherapie

MEDIKAMENTÖS BEDINGTER SCHWINDEL

Symptome	Unspezifischer Schwankschwindel oder Benommenheitsgefühle
Untersuchungsergebnisse	Einnahme von potenziell Schwindel auslösenden Medikamenten; keine organischen Ursachen
Ursache	Medikamentös bedingter Blutdruckabfall oder Sedierung (Dämpfung kognitiver Fähigkeiten) durch Blutdruckmedikamente, Muskelrelaxantien, Schlaf- oder Beruhigungsmittel, Antidepressiva, starke Schmerzmittel, antiallergisch wirkende Mittel (Antihistamine), Mittel gegen Reiseübelkeit (Dimenhydrinat), ...
Therapie	Umstellung oder Absetzen der Medikamente

FUNKTIONELLER SCHWINDEL (PPPD)

Symptome	Diffuser Schwankschwindel mit Benommenheitsgefühl und Unsicherheit beim Gehen; Leeregefühl im Kopf; Vermeidungsverhalten und Ängste als regelmäßige Begleitsymptome
Untersuchungsergebnisse	Da ein funktioneller Schwindel sich aus jedem anderen Schwindel entwickeln kann, unterschiedliche Untersuchungsergebnisse. Die Diagnose wird aufgrund von abfragbaren Angaben des Patienten gestellt.
Ursache	Fehlende Kompensation eines vestibulären, neurologischen oder phobischen Schwindels durch Vermeidungsverhalten und Ängste
Therapie	Gleichgewichtstraining in Verbindung mit einer kognitiven Verhaltenstherapie

GUTE BESSERUNG!

Ich hoffe, ich konnte Ihnen bis hierher helfen. Ab jetzt liegt es an Ihnen, was Sie aus der Diagnosesuche machen. Ich übergebe Sie hiermit in die vertrauensvollen Hände meiner ärztlichen Kollegen bei Ihnen vor Ort. Außerdem bleibt mir, Sie auf die Übungen am Ende dieses Buches zu verweisen, dort finden Sie zum Beispiel Anleitungen für das Koordinationstraining, Stabilitätstraining und Entspannungsübungen sowie eine Checkliste zur Sturzprophylaxe und die richtigen Lagerungsmanöver beim Lagerungsschwindel. Nehmen Sie Ihren Schwindel ernst und tun Sie etwas dagegen! Ich hoffe sehr, dieses Buch hat Ihnen den nötigen Anstoß und etwas Motivation gegeben und Sie auf die Spur der korrekten Diagnose geführt. In diesem Sinne wünsche ich Ihnen eine schnelle Genesung und alles Gute!

13

AKTIV WERDEN

Übungen für Ihren Alltag

LAGERUNGSMANÖVER

Lagerungsschwindel entsteht durch kleine Kristalle (Otolithen), die sich aus den Otolithenorganen in die Bogengänge verirren und aufgrund dessen bei bestimmten Bewegungen heftigen Schwindel auslösen. Durch sogenannte Lagerungsmanöver lassen sich die Otolithen wieder aus den Bogengängen herausbefördern, sodass der Schwindel anschließend nicht mehr auftritt. Je nachdem, in welchem Bogengang und an welcher Stelle sich die Otolithen befinden, gibt es verschiedene Lagerungsmanöver. Eine exakte Diagnose ist demnach für den Erfolg der Behandlung unabdingbar. Bevor Sie mit den Übungen beginnen, suchen Sie also bitte unbedingt einen Arzt auf.

Die Lagerungsmanöver für die zwei wichtigsten Arten des Lagerungsschwindels werden im Folgenden beschrieben. Es empfiehlt sich, diese morgens und abends jeweils dreimal hintereinander im Bett auszuführen. Bei korrekt ausgeführten Übungen wird der Lagerungsschwindel ausgelöst und es kann zu kurzfristigen Schwindelattacken kommen. Diese sind jedoch harmlos und leider auch unvermeidbar.

Sobald bei den Übungen kein Schwindel mehr auftritt, ist die Erkrankung geheilt. Das ist in der Regel nach spätestens einer Woche der Fall. In den Tagen danach kann es allerdings immer mal wieder zu einem leichten Schwindelgefühl kommen, das aber sofort wieder abklingt.

Da in seltenen Fällen die Otolithen bei den Manövern von einem in den anderen Bogengang gelangen, sollte bei länger dauernden Beschwerden noch einmal ein Arzt aufgesucht werden.

LAGERUNGSSCHWINDEL DES HINTERENBOGENGANGS

Dies ist die häufigste Form des Lagerungsschwindels. Die Otolithen liegen hier im hinteren Bogengang. Das dazugehörige Lagerungsmanöver nennt sich Semont-Manöver.

DAS SEMONT-MANÖVER

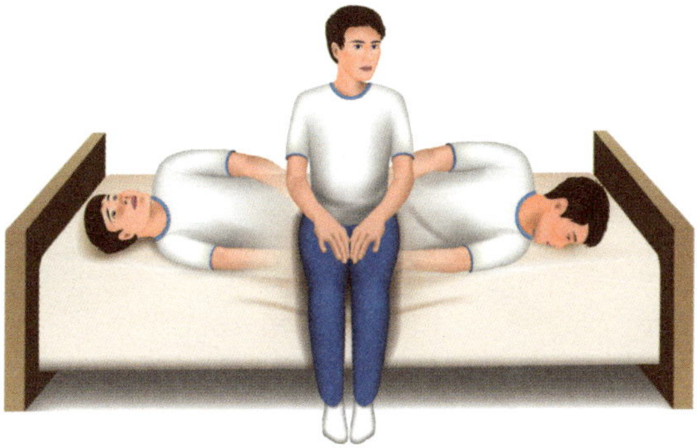

1. Setzen Sie sich aufrecht in die Mitte Ihrer Bettkante und drehen den Kopf zur nicht betroffenen Seite.
2. Legen Sie nun den Oberkörper auf die betroffene Seite. Dabei geht der Blick nach oben.
3. Warten Sie, bis der Schwindel kommt und wieder weg ist.
4. Schleudern Sie nun Ihren Oberkörper so schnell es geht auf die entgegengesetzte Seite. Der Kopf bleibt dabei in der gleichen Stellung, sodass Sie nun nach unten blicken. Wenn möglich, sollte Ihnen bei diesem Schritt jemand helfen, indem er die Hand unter Ihren Kopf legt und die Schleuderbewegung noch etwas verstärkt.
5. Bleiben Sie nun ein bis zwei Minuten ruhig auf der Seite liegen. In dieser Phase werden die kleinen Otolithen aus dem Bogengang gespült.
6. Richten Sie sich abschließend wieder auf. Dabei kann es anfangs noch einmal zu Schwindel kommen.

LAGERUNGSSCHWINDEL DES HORIZONTALEN BOGENGANGS

Bei der zweithäufigsten Form des Lagerungsschwindels haben sich die Otolithen in den horizontalen Bogengang verirrt (Canalolithiasis). Das Manöver hierfür nennt sich Barbecue-Manöver, da man sich um die eigene Achse drehen muss, so wie etwas beim Spießbraten-Grill gedreht wird.

DAS BARBECUE-MANÖVER

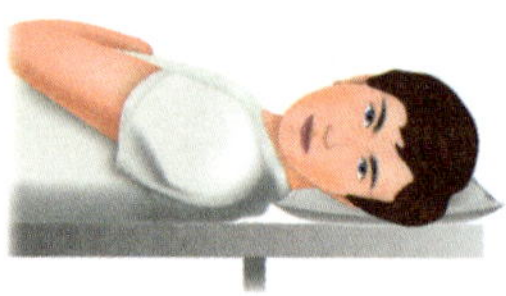

❶ Sie sich auf den Rücken, drehen Sie den Kopf auf die linke Seite und warten Sie zwei Minuten.

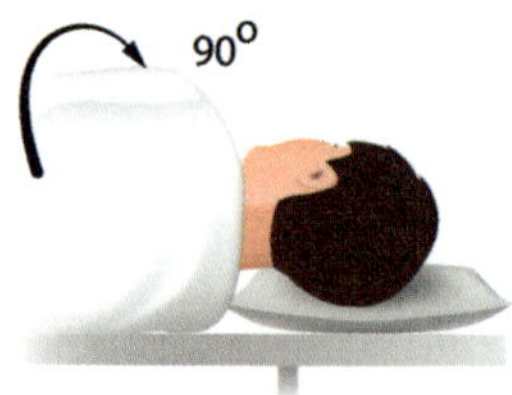

❷ Drehen Sie sich auf die rechte Seite und warten Sie wieder zwei Minuten.

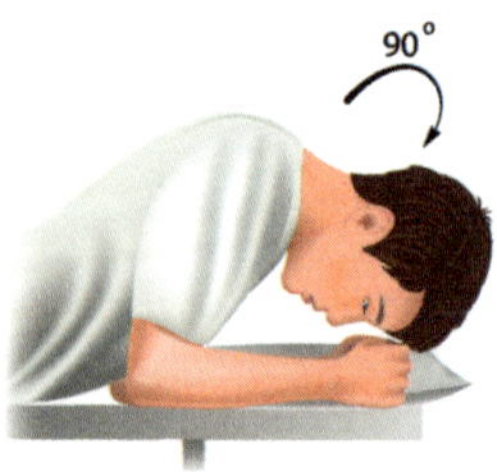

❸ Nun drehen Sie sich weiter auf den Bauch und warten erneut für zwei Minuten.

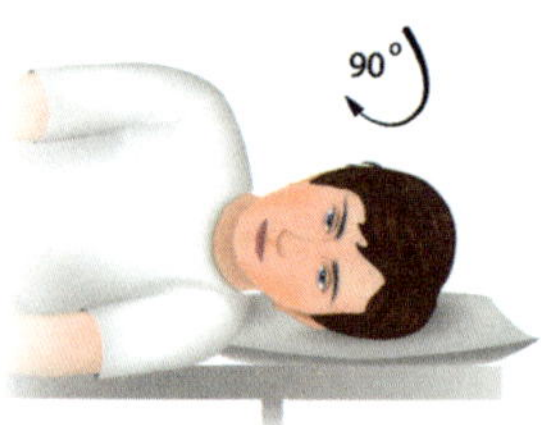

❹ Am Ende der Übung drehen Sie sich auf Ihre linke Seite und bleiben dort für weitere zwei Minuten liegen.

ATYPISCHER LAGERUNGSSCHWINDEL DES HORIZONTALEN BOGENGANGS

Auch hier haben sich die Otolithen in den horizontalen Bogengang verirrt, nur stecken sie hier zusätzlich in den Büscheln der Sinneshärchen fest, die an einer Stelle in die Bogengänge ragen (Cupulolithiasis). Daher kann anfangs ein Kopfschütteln bei nach vorne geneigtem Kopf helfen, die Steine aus ihrer Fixierung zu lösen und so aus dem atypischen Lagerungsschwindel des horizontalen Bogengangs einen typischen zu machen. Alternativ hilft das Gufoni-Manöver.

DAS GUFONI-MANÖVER

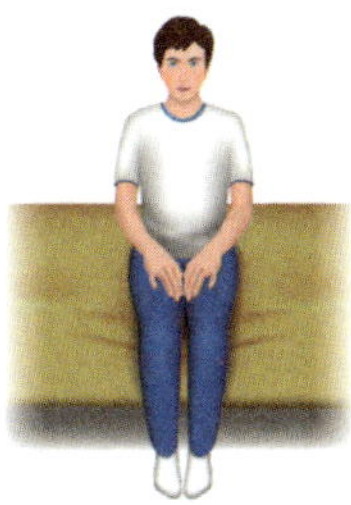

❶ Setzen Sie sich aufrecht auf die Mitte Ihrer langen Bettkante und schauen Sie nach vorne.

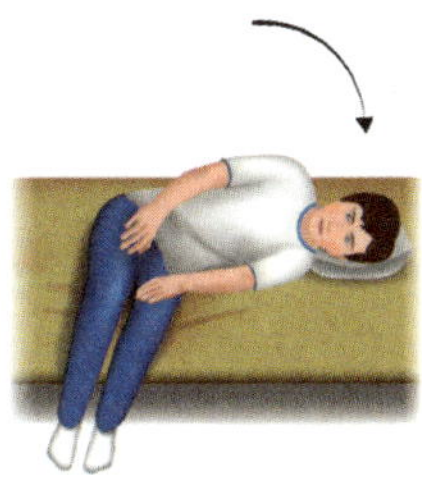

❷ Legen Sie den Oberkörper nun auf die betroffene Körperseite und bleiben Sie ca. 45 Sek. in dieser Position.

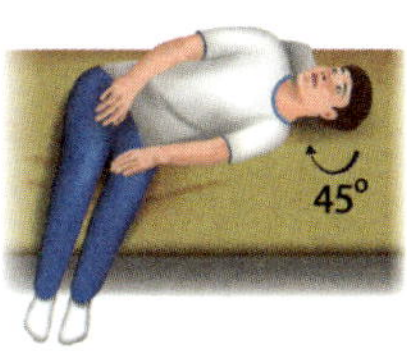

❸ Drehen Sie den Kopf um 45° in Richtung Decke. Bleiben Sie ca. 3 Minuten in dieser Position.

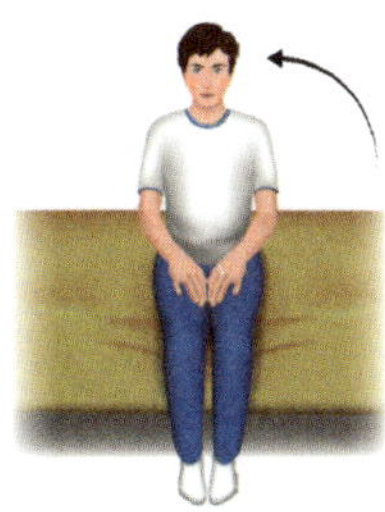

❹ Setzen Sie sich wieder auf.

KOORDINATIONSTRAINING

Das Koordinationstraining dient der beschleunigten zentralen Kompensation und ist die wichtigste Therapie bei fast allen Schwindelbeschwerden. Das Gehirn lernt dabei, auf die Informationen, die die Augen, der Kopf oder der ganze Körper ihm schicken, nicht mehr mit Schwindel zu reagieren. Wenn Sie allerdings mit den Übungen beginnen, wird Ihnen mit Sicherheit erst einmal schwindelig werden. Lassen Sie sich davon nicht verunsichern, das ist ganz normal und gehört zum Lernprozess für das Gehirn dazu. Wichtig ist nur, dass Sie die Übungen in sicherer Umgebung machen, also etwa auf dem Bett oder auf weichem Untergrund wie Rasen. Es sollten keine Kanten oder Ähnliches in der Nähe sein, woran Sie sich verletzen können. Scheuen Sie sich nicht, anfangs vielleicht auch Hilfe in Anspruch zu nehmen.

Schon der Begriff Training beinhaltet, dass der Schwierigkeitsgrad der einzelnen Übungen im Laufe der Zeit gesteigert wird. Wie bei einem Gewichtstraining sollte deshalb mit einer einfachen Übung begonnen werden. Wenn diese ohne großen Aufwand bewältigt wird, kann zum nächsthöheren Schwierigkeitsgrad übergegangen werden, unten finden Sie jeweils Basisübungen und mögliche Steigerungen.

Da gerade morgens der Schwindel häufig besonders stark ist, empfiehlt es sich, bereits vor dem Aufstehen im Bett einige Übungen zu machen. Der Schwindel wird Sie dann tagsüber deutlich weniger beeinträchtigen.

❶ FIXIEREN

Setzen Sie sich bequem auf einen Stuhl oder die Bettkante und fixieren Sie einen Punkt vor sich im Raum. Dann drehen Sie langsam den Kopf erst in die eine und dann in die andere Richtung, ohne den Punkt aus den Augen zu lassen. Die Augen bleiben also stabil, während der Kopf sich bewegt.

Steigerungsmöglichkeiten

- Fixieren Sie den Punkt und bewegen dann den Kopf auch nach oben und unten.
- Bewegen Sie den Kopf schneller.
- Führen Sie die Übung im Stehen durch.
- Führen Sie die Übung auf Zehenspitzen oder im Tandemstand durch, stellen Sie also beide Füße in eine gerade Linie direkt hintereinander.

❷ LENKEN

Setzen Sie sich bequem auf einen Stuhl oder die Bettkante und fixieren Sie einen Punkt vor sich im Raum. Lenken Sie den Blick dann von diesem Punkt allmählich auf Ihre eigene Nasenspitze und wieder zurück.

Steigerungsmöglichkeiten

- Fixieren Sie abwechselnd verschiedene Punkte in unterschiedlichen Abständen im Raum und die eigene Nasenspitze.
- Führen Sie die Übung im Stehen durch.
- Führen Sie die Übung schneller durch, wechseln Sie also den Fokus schneller vom Punkt zu Ihrer Nase und zurück.
- Führen Sie die Übung im Tandemstand oder auf Zehenspitzen durch.

❸ FOLGEN

Setzen Sie sich bequem auf einen Stuhl oder die Bettkante und fixieren Sie, ohne den Kopf zu bewegen, einen Punkt seitlich von Ihnen im Raum. Das heißt, erst einmal bewegen sich nur die Augen, dann erst folgt eine Kopfdrehung in Richtung des Punktes. Wiederholen Sie diese Abfolge mit immer neuen Punkten im Raum.

Steigerungsmöglichkeiten

- Führen Sie die Übung immer schneller durch.
- Führen Sie die Übung im Stehen durch.
- Führen Sie die Übung im Tandemstand oder auf Zehenspitzen durch.

❹ KOPFDREHEN

Setzen Sie sich bequem auf einen Stuhl oder die Bettkante und drehen Sie den Kopf so langsam und so weit es geht auf eine Seite. Wenn es beginnt zu schmerzen, stoppen Sie kurz und lassen dann den Oberkörper dem Kopf zur selben Seite folgen, sodass Sie über Ihre Schulter nach hinten sehen können. Drehen Sie dann Oberkörper und Kopf langsam gleichzeitig zurück und wiederholen die Übung zur anderen Seite.

Steigerungsmöglichkeiten

- Führen Sie die Übung im Stehen durch.
- Führen Sie die Übung schneller durch.
- Führen Sie die Übung im Tandemstand oder auf Zehenspitzen durch.

5 WENDEN

Legen Sie sich bequem auf Ihr Bett. Drehen Sie zunächst nur den Kopf von der einen Seite zur anderen und danach auch den ganzen Körper von der einen Seite auf die andere und zurück. Setzen Sie sich auf und legen sich wieder hin. Danach setzen Sie sich auf die Bettkante und legen sich abwechselnd auf die rechte und die linke Seite, wobei die Beine außerhalb des Bettes bleiben. Stehen Sie dann auf und setzen sich wieder hin. Machen Sie die Übung jeweils etwa fünf Mal.

Steigerungsmöglichkeiten
- Führen Sie die Übung mit geschlossenen Augen durch.
- Führen Sie die Übung schneller durch.

6 RUNDUMBLICK

Setzen Sie sich entspannt auf einen Stuhl in der Mitte des Raumes. Fixieren Sie nun nacheinander die oberen vier Ecken des Raumes, indem Sie Ihre Augen, Ihren Kopf und Ihren Rumpf entsprechend bewegen. Wichtig ist, dass Sie immer Augen, Kopf und Rumpf bewegen.

Steigerungsmöglichkeiten
- Fixieren Sie weitere Punkte im Raum.
- Führen Sie die Übung schneller durch.
- Führen Sie die Übung im Stehen durch.
- Führen Sie die Übung im Tandemstand oder auf Zehenspitzen durch.

7 BÜCKEN

Setzen Sie sich auf einen Stuhl und legen Sie einen Gegenstand vor sich auf den Fußboden. Beugen Sie sich nun so weit nach vorne, dass Sie den Gegenstand greifen und aufheben können. Richten Sie sich kurz auf und legen Sie den Gegenstand anschließend wieder zurück. Der Gegenstand sollte dabei nicht zu schwer, sondern leicht zu heben sein. Sollten Sie dabei unsicher sein oder eine Fallneigung haben, lassen Sie sich anfangs von jemandem helfen.

Steigerungsmöglichkeiten

- Lehnen Sie sich zu Beginn der Übung ganz zurück, legen Sie den Kopf in den Nacken und blicken zur Decke.
- Führen Sie die Übung schneller durch.
- Führen Sie die Übung im Stehen durch.

8 WANDSTEHEN

Stellen Sie sich mit dem Rücken zur Wand in die Ecke eines Raumes und drücken Sie die Handflächen gegen die Wand. Die Füße sollten dabei so eng wie möglich nebeneinanderstehen. Lösen Sie dann langsam die Hände von der Wand und versuchen, frei zu stehen, die Ecke gibt Ihnen bei Bedarf mehr Halt.

Steigerungsmöglichkeiten

- Führen Sie die Übung mit geschlossenen Augen durch.
- Führen Sie die Übung auf weichem Untergrund (z. B. Badehandtuch oder Schaumstoffmatte) durch.
- Führen Sie die Übung im Tandemstand oder auf Zehenspitzen durch.
- Führen Sie die Übung nur auf einem Bein durch.

9 METRONOM

Stellen Sie sich bequem in einen schulterbreiten Stand und halten Sie sich an einer Stuhllehne oder an einem Tisch fest. Verlagern Sie dann Ihr Gewicht abwechselnd vom rechten auf das linke Bein. Dabei sollte der Oberkörper ebenfalls von rechts nach links schwanken wie ein Metronom.

Steigerungsmöglichkeiten

- Führen Sie die Übung mit geschlossenen Augen durch.
- Führen Sie die Übung ohne Festhalten durch.
- Heben Sie beim Gewichtverlagern nach rechts das linke Bein kurz vom Boden an und umgekehrt.

⑩ TANDEMGANG

Gehen Sie zunächst in Ihrem eigenen Tempo und mit normalen Schritten entlang einer Wand, damit Sie sich im Zweifelsfall abstützen können. Setzen Sie dann einen Fuß direkt vor den anderen (Tandemgang), als würden Sie auf einem Seil balancieren.

Steigerungsmöglichkeiten

- Führen Sie die Übung ohne Festhalten durch.
- Führen Sie die Übung mit kleineren Schritten durch.
- Führen Sie die Übung schneller durch.

STABILITÄTSTRAINING

Beim Stabilitätstraining geht es darum, Unsicherheiten beim Gehen und Stehen entgegenzuwirken. Wie beim Koordinationstraining gilt auch hier, dass der Schwierigkeitsgrad der Übungen im Laufe der Zeit gesteigert werden sollte. Auch hier gilt aber selbstverständlich *Safety first,* also Sicherheit zuerst. Erst wenn eine Übung ohne Probleme bewältigt werden kann, sollten Sie zum nächsthöheren Schwierigkeitsgrad übergehen. Und bevor Sie mit dem Training beginnen, sollte in jedem Fall ein Arzt aufgesucht werden.

❶ SIT-UPS

Legen Sie sich auf den Rücken und ziehen beide Beine in Richtung Brust an. Strecken Sie nun Ihre Arme nach vorne und heben den Oberkörper unter Anspannung der Bauchmuskulatur immer wieder an, sodass die Brust die Knie berühren könnte. Legen Sie sich anschließend wieder hin.

Steigerungsmöglichkeiten

- Strecken Sie die Beine aus und heben Sie sie leicht von der Unterlage ab.
- Legen Sie den Oberkörper zwischen den einzelnen Anspannungen nicht ab.

❷ PADDELN

Legen Sie sich auf den Rücken und heben Sie zunächst ein Bein ausgestreckt langsam 20 bis 50 cm an. Halten Sie das Bein für ein paar Sekunden angehoben und lassen Sie es anschließend wieder sinken. Dann heben Sie das andere Bein an.

Steigerungsmöglichkeiten

- Legen Sie die Beine zwischendurch nicht auf dem Boden ab.
- Führen Sie dieselbe Übung auch in Seitenlage durch und heben Sie dabei das oben liegende Bein immer wieder an.

❸ HÜFTMOBILISATION

Legen Sie sich auf den Rücken, winkeln Sie die Beine ab und stellen die Füße so nah am Gesäß wie möglich fest auf den Boden. Die Arme liegen mit etwas Abstand seitlich am Körper. Lassen Sie die angewinkelten Beine dann langsam und so weit wie möglich zur einen und anschließend zur anderen Seite kippen, ohne dabei den Rumpf oder die Arme zu bewegen.

Steigerungsmöglichkeit

- Kippen Sie die Beine so weit, dass sie den Boden berühren.

4 BRÜCKE

Legen Sie sich auf den Rücken, winkeln Sie die Beine ab und stellen die Füße so nah am Gesäß wie möglich auf dem Boden ab. Die Arme liegen mit etwas Abstand seitlich am Körper. Stemmen Sie dann Ihre Hüfte und Ihr Gesäß so weit wie möglich nach oben und drücken den Rücken durch. Halten Sie die Stellung für ein paar Sekunden, Schulter- und Brustbereich bleiben dabei am Boden. Anschließend lassen Sie Hüfte und Gesäß langsam wieder sinken.

Steigerungsmöglichkeit

- Bewegen Sie Hüfte und Gesäß wiederholt auf und ab, ohne sie dazwischen auf dem Boden abzulegen.

5 KATZENBUCKEL

Knien Sie sich hin. Schienbeine und Füße sollten locker auf dem Boden liegen, der übrige Körper ist gerade aufgerichtet. Nun krümmen Sie den Rücken, so weit es geht, und machen einen Buckel. Dabei ziehen Sie den Kopf etwas nach unten. Anschließend entspannen Sie den Rücken wieder und heben den Kopf.

Steigerungsmöglichkeit

- Verlängern Sie die Übungszeit.

❻ PLANKS

Positionieren Sie sich im Unterarmstütz: Legen Sie sich auf den Bauch und stützen dann den Oberkörper auf die Unterarme, die Ellbogen sollten unter den Schultern liegen. Mit den Zehenspitzen stützen Sie den unteren Körperteil. Heben Sie dann langsam Ihre Hüfte und die gestreckten Beine an, sodass Sie nur noch mit den Ellbogen und den Zehenspitzen den Boden berühren. Versuchen Sie nun, so lange wie möglich diese Stellung zu halten.

Steigerungsmöglichkeit
- Verlängern Sie die Übungszeit.

❼ AUFSTEHEN

Setzen Sie sich bequem auf einen stabilen Stuhl mit Armlehnen. Stehen Sie dann aus der sitzenden Position auf, indem Sie sich mit Ihren Beinen hochstemmen und dafür vor allem Ihre Oberschenkelmuskulatur nutzen. Stützen Sie sich, wenn nötig, mit den Händen auf. Anschließend setzen Sie sich wieder hin. Das mag sehr einfach klingen, die Übung ist aber überaus effektiv. Gerade ältere Menschen stehen im Alltag oft viel zu selten auf.

Steigerungsmöglichkeiten
- Stehen Sie auf, ohne dabei Arme und Hände zu Hilfe zu nehmen.
- Stehen Sie nur mit einem Bein auf.

❽ KNIEBEUGEN

Stellen Sie sich schulterbreit hin und strecken die Arme gerade nach vorne. Gehen Sie dann in die Hocke, bis die Knie rechtwinklig gebeugt sind. Schieben Sie dabei Ihr Gesäß leicht nach hinten, sodass der Körperschwerpunkt über den Knien bleibt.

Steigerungsmöglichkeiten

- Führen Sie die Übung mit locker nach unten hängenden Armen durch.
- Führen Sie die Übung nur auf einem Bein durch.

9 WIPPEN

Stellen Sie sich auf die Zehenspitzen und lassen sich dann langsam wieder sinken. Wenn Sie unsicher sind, halten Sie sich dabei an einer Tischkante, einem stabilen Stuhl oder einer Wand fest.

Steigerungsmöglichkeiten

- Führen Sie die Übung auf der Kante einer Treppenstufe durch und dehnen dabei vorsichtig die Achillessehne.
- Wiederholen Sie die Übung mehrmals, ohne dabei zwischendurch mit den Hacken aufzusetzen.
- Steigern Sie das Tempo.

10 TREPPE STEIGEN

Stellen Sie sich auf eine Treppe und halten Sie sich mit einer Hand am Geländer fest. Setzen Sie dann einen Fuß auf die nächsthöhere Stufe und ziehen das andere Bein nach. Gehen Sie dann zurück auf die erste Stufe und beginnen nun mit dem anderen Bein.

Steigerungsmöglichkeit

- Ziehen Sie das Bein beim Hochsteigen bis zur Brust wie beim Marschieren.

ENTSPANNUNGSÜBUNGEN

Sowohl innere Anspannung als auch Muskelverspannungen können Schwindel verstärken und die Lebensqualität verschlechtern. Daher beziehen sich die folgenden Übungsvorschläge auf beide Aspekte: die innere und die äußere Entspannung. Jede Übung sollte zwei bis drei Minuten lang durchgeführt werden. Für die meisten Übungen benötigen Sie einen Stuhl. Machen Sie die Übungen in Ihrem Tempo.

1 UMSCHAUEN

Setzen Sie sich bequem auf einen Stuhl und halten Sie den Kopf gerade und entspannt, als ob ein unsichtbarer Faden Sie etwas nach oben Richtung Decke ziehen würde. Schließen Sie nun die Augen und drehen Sie den Kopf ganz langsam, und soweit es ohne Schmerzen geht, nach rechts. Halten Sie kurz inne und öffnen Sie die Augen. Drehen Sie dann den Kopf genauso langsam mit geschlossenen Augen ganz nach links.

2 FALLEN LASSEN

Setzen Sie sich bequem auf einen Stuhl oder stellen Sie sich locker im schulterbreiten Stand hin. Atmen Sie langsam durch die Nase ein und ziehen Sie dabei die Schultern, soweit es geht, nach oben. Atmen Sie dann schnell die Luft durch den Mund aus und lassen Sie dabei die Schultern ruckartig nach unten fallen.

3 AUSATMEN

Setzen Sie sich bequem auf einen Stuhl. Atmen Sie dann durch die Nase normal ein und lassen Sie anschließend die Luft hörbar und möglichst langsam durch den Mund entweichen. Dazu spitzen Sie Ihre Lippen und blasen die Luft, die Sie durch die Nase geholt haben, aus, ungefähr so, als wollten Sie einen Luftballon aufblasen. Atmen Sie anschließend normal durch die Nase wieder ein.

❹ NICKEN

Setzen Sie sich bequem auf einen Stuhl oder stellen Sie sich locker im schulterbreiten Stand hin. Legen Sie dann mit geschlossenen Augen Ihren Kopf langsam, und soweit es geht, in den Nacken. Wenn es nicht mehr weitergeht, öffnen Sie die Augen und atmen Sie einmal tief durch. Dann schließen Sie die Augen wieder und neigen Sie Ihren Kopf mit geschlossenen Augen soweit es geht nach vorne. Öffnen Sie dort wieder die Augen und atmen Sie tief durch.

❺ SPIEGELÜBUNG

Stellen Sie sich im schulterbreiten Stand vor einen Spiegel und sehen Sie sich selbst an. Drehen Sie nun Ihren Rumpf mit locker herabhängenden Armen erst zur einen und dann zur anderen Seite, ohne dabei den Kopf oder die Beine zu bewegen. Beschleunigen Sie die Bewegung allmählich, bis eine Pendelbewegung entsteht und die Arme bei den Drehbewegungen etwas nach außen geschleudert werden.

❻ VERTIEFTES ATMEN

Stellen Sie sich locker schulterbreit hin und legen Sie beide Handflächen übereinander auf den Unterbauch direkt unter dem Bauchnabel. Schließen Sie nun die Augen und atmen Sie bewusst in den Unterbauch. Erspüren Sie die Bewegung des Bauches mit Ihren Händen, wie er sich aufbläht und wieder verkleinert. Stellen Sie sich dabei vor, dass sich bei jedem Atemzug neue Energie in Ihrem Körper sammelt.

7 DER BAUM

Stellen Sie sich im schulterbreiten Stand hin. Halten Sie den Kopf gerade und locker, als ob er von einem Faden leicht nach oben gezogen würde. Drücken Sie die Knie nicht durch, sondern beugen Sie diese ganz leicht. Stellen Sie sich dabei vor, dass sich Ihre Beine im Boden verwurzeln. Entspannen Sie Ihre Schultern und lassen Sie die Arme locker neben Ihrem Körper hängen, als wären es die Äste einer Weide. Schaukeln Sie nun ganz leicht mit dem Oberkörper hin und her und stellen Sie sich vor, Sie wären ein Baum, der sich sanft im Wind wiegt.

8 ANSPANNEN UND ENTSPANNEN

Setzen Sie sich bequem auf einen Stuhl und halten Sie den Kopf dabei gerade, aber entspannt. Verschränken Sie die Hände hinter dem Kopf. Pressen Sie Ihre Hände mit zunehmendem Druck gegen Ihren Kopf und gleichzeitig den Kopf gegen Ihre Hände. Lassen Sie anschließend langsam wieder los.

9 SCHWIMMEN

Gehen Sie langsam auf der Stelle und machen Sie dabei mit den Armen Bewegungen, als ob Sie schwimmen würden. Das kann, je nach Geschmack, die Bewegungen wie beim Brustschwimmen, beim Kraulen oder sogar wie beim Delfinschwimmen sein.

10 REISE NACH INNEN

Setzen Sie sich bequem auf einen Stuhl und halten Sie den Kopf gerade und entspannt. Schließen Sie nun die Augen und wenden Sie den Blick nach innen. Konzentrieren Sie sich zunächst auf Ihre Haltung. Sitzen Sie entspannt? Ist die Kleidung bequem? Sind Kiefer und Schultern locker? Dann versuchen Sie herauszufinden, welche Bedürfnisse Ihnen der Körper signalisiert. Schmerzt es irgendwo? Knurrt der Magen oder ist die Kehle trocken? Frieren oder schwitzen Sie? Können Sie sich entspannen oder herrscht eine Unruhe in Ihnen? Versuchen Sie, nachdem Sie sich all diese Fragen gestellt haben, auf diese Bedürfnisse einzugehen, indem Sie etwas trinken, die Kleidung lockern oder ein Fenster öffnen – genau das, nach dem der Körper verlangt.

CHECKLISTE
STURZPROPHYLAXE

Sturzfallen lauern überall und sollten möglichst beseitigt werden. Die folgende Checkliste kann dabei helfen, sie aufzuspüren. Wenn Sie Ihr Wohnumfeld sicherer machen wollen, dann hilft Ihnen diese Liste. Gehen Sie sie Punkt für Punkt durch und haken die Bereiche ab, die in Ihrer Wohnung umgesetzt sind.

- ○ Ausreichende Beleuchtung in allen Räumen.
- ○ Gut erreichbare Beleuchtung neben dem Bett anbringen.
- ○ Schalten Sie im Dunkeln vor dem Aufstehen das Licht an und setzen Ihre Brille auf.
- ○ Keine Stolperkanten durch Läufer und Teppiche.
- ○ Keine Hindernisse durch Kleinmöbel in Fluren und Zimmern.
- ○ Rutschfeste Badezimmer- und Duschmatten.
- ○ Barrierefreier Einstieg in Wanne und Dusche.
- ○ Keine freiliegenden Kabel quer durch die Wohnung ziehen.
- ○ Festes Schuhwerk tragen – auch in der Wohnung. Dort nicht auf Socken gehen, darauf rutscht man eher aus. Tragen Sie immer Schuhe, bei Hausschuhen welche mit fester Sohle und gutem Halt.
- ○ Treppengeländer anbringen und nutzen, auch bei wenigen Stufen.
- ○ Gehhilfen außerhalb des Hauses nutzen – falls Sie unter Fallneigung leiden, auch in der Wohnung.

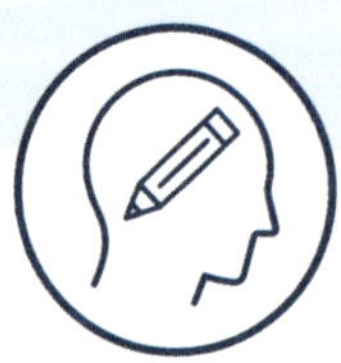

GLOSSAR

Akustikusneurinom
Gutartiger Tumor, der vom Gleichgewichtsnerv ausgeht, häufig an der Stelle, wo der Nerv in die Schädelbasis eintritt. Führt durch das langsame Wachstum nur selten zu starken Schwindelbeschwerden, sondern eher zu Hörstörungen und Ohrgeräuschen. Diagnosestellung mithilfe einer Kernspintomografie; Therapie durch spezielle Strahlentherapieverfahren oder Operation.

Basilarismigräne
Akut auftretender Drehschwindel über mehrere Stunden oder Tage; häufig kombiniert mit migräneartigen Beschwerden, also starken Kopfschmerzen.

Blickfolgesystem
Reflektorische Verbindung zwischen Gleichgewichtssystem und Augenmuskeln zur Stabilisierung des Umgebungsbildes auf der Netzhaut.

Bogengänge
Teile des Gleichgewichtsorgans im Innenohr; zuständig für die Registrierung der Drehbeschleunigung.

Bruxismus
Nächtliches, häufig stressbedingtes Zähneknirschen oder -pressen, das zu Ohrenschmerzen, Zahnproblemen und Tinnitus, aber auch zu Schwindelgefühl führen kann. Behandlung durch vom Zahnarzt individuell angepasste »Knirscher-Schiene« zum Schutz von Zähnen und Kiefergelenken. Auch physiotherapeutische Behandlungen können hilfreich sein.

Drehschwindel
Schwindel, der sich anfühlt, als würde man sich um sich selbst drehen oder als würde sich die Umgebung um einen herum drehen, ähnlich einer Kettenkarussellfahrt.

Endolymphe
Wässrige Körperflüssigkeit im Innenohr, unter anderem in → Sacculus und → Utriculus sowie in den → Bogengängen.

Endolymphhydrops
Akute Ausdehnung der → Endolymphe im Innenohr; führt zu einer Schädigung der Sinneszellen in → Sacculus, → Utriculus und → Bogengängen. Die Folgen sind → Drehschwindel, Druckgefühl im Ohr, Ohrgeräusche und eine Hörminderung vor allem im tiefen Frequenzbereich.

Erholungsnystagmus
Ruckartige (sakkadenförmige) Augenbewegungen in Richtung des Gleichgewichtsorgans, das beschädigt war, sich aber gerade erholt.

Funktioneller Schwindel/ Persistierender postural-perzeptiver Schwindel (PPPD)
Chronischer Schwindel, der durch fünf Kriterien definiert wird:

1. Persistierender Schwindel an den meisten Tagen über mindestens drei Monate; Symptome während eines Tages über Stunden, aber nicht zwingend über den ganzen Tag hinweg.
2. Spontanes Auftreten des Schwindels; Verstärkung durch aufrechte Körperposition, aktive oder passive Körperbewegungen sowie sich bewegende visuelle Stimuli.
3. Begleitung durch akute oder chronische Probleme am Gleichgewichtsorgan, der Psyche oder andere Erkrankungen.
4. Symptome führen bei Betroffenen zu einer deutlichen Belastung oder funktionellen Beeinträchtigung.
5. Die Beschwerden sind durch eine andere Erkrankung nicht besser erklärbar.

Glioblastom
Häufigste bösartige Hirntumorart bei Erwachsenen, die von den Gliazellen im Gehirn ausgeht. Tritt vor allem im höheren Lebensalter auf und kann unter anderem zu Schwindelbeschwerden führen.

Großhirn
Größter und evolutionär jüngster Teil des Gehirns; Sitz des Bewusstseins. Besteht aus zwei untereinander verbundenen Hälften mit teilweise unterschiedlichen Aufgaben. Wenn Sie das Bild eines Gehirns vor Augen haben, sehen Sie in erster Linie das Großhirn.

Hirnstamm
Evolutionär ältester Teil des Gehirns; reguliert auf unterbewusster Ebene wichtige Körperfunktionen wie Schlaf-Wach-Rhythmus, Herz-Kreislauf-Funktion sowie Atmung. Er spielt auch eine wichtige Rolle bei der Verarbeitung von Stress.

Kleinhirn
Enthält mehr Nervenzellen als alle Teile des ganzen restlichen Gehirns zusammen. Zuständig vor allem für die Feinabstimmung von Bewegungsabläufen und die Orientierung im Raum, aber auch wichtige Rolle bei der Rhythmuserkennung und der Regulation von Emotionen.

Kopfimpulstest
Wissenschaftliche Untersuchung zur Überprüfung des → vestibulookulären Reflexes. Aus dem Ergebnis des Tests lassen sich Rückschlüsse über die Funktion der Gleichgewichtsorgane und die Ursache von Schwindelbeschwerden ziehen.

Lagerungsmanöver
Spezifische Übungen, auch eigenständig nach Anleitung zu Hause anwendbar, mit denen sich die → Otolithen beim → Lagerungsschwindel aus den Bogengängen entfernen lassen.

Lagerungsschwindel
Schwindel, der bei bestimmten Bewegungen durch verlagerte → Otolithen in den → Bogengängen ausgelöst wird. Durch → Lagerungsmanöver lassen sich die Otolithen wieder an ihren Platz zurückbringen und der Schwindel verschwindet.

Limbisches Nervensystem
Gebiet im Zwischenhirn; unter anderem für die Steuerung der Emotionen und der Stressreaktionen zuständig. Bestehend unter anderem aus den Strukturen Amygdala und Hippocampus; enge Verknüpfung mit vielen anderen Bereichen im Gehirn.

Liquorpunktion
Gewinnung von Hirnflüssigkeit (Liquor) durch Punktion des Liquorraumes, einem Hohlraumsystem, das wie ein Rohrsystem um Rückenmark und Gehirn liegt.

Medulla oblongata
Gehirnstruktur, auch verlängertes Rückenmark genannt, an der Unterseite des Gehirns. Zusammen mit der Brücke (Pons) Teil des → Hirnstamms.

Morbus Menière
Ausdehnung der Innenohrflüssigkeit in unregelmäßigen Abständen und dadurch bedingte Schädigung der Sinneszellen im Hör- und Gleichgewichtsorgan mit anfallsartigem Druck im Ohr, Hörminderung im Tieftonbereich, Ohrgeräuschen und heftigem Drehschwindel. Während sich die Beschwerden anfangs nach wenigen Tagen vollständig zurückbilden, bleiben bei wiederholten Anfällen zunehmend Dauerschäden zurück. Therapie durch medikamentöse Behandlung.

Nystagmus
Ruckartige (sakkadenförmige) Augenbewegungen zur Stabilisierung der optischen Eindrücke beim Bewegen des Kopfes. Bei Erkrankungen des Gleichgewichtssystems geben die Nys-

tagmusbewegungen der Augen Hinweise auf die Ursache der Schwindelbeschwerden.

Otolithen
Kleine Kristalle in den → Otolithenorganen des Gleichgewichtsorgans.

Otolithenorgane
Zwei Teile (→ Sacculus und → Utriculus) des Gleichgewichtsorgans im Innenohr zur Wahrnehmung von Linearbeschleunigungen. Sie enthalten die → Otolithen, die aufgrund ihrer verzögerten Bewegung beim Drehen oder Nicken des Kopfes die Sinneszellen in den Otolithenorganen reizen.

Phobischer Schwindel
Schwindelbeschwerden, die infolge von psychischen Belastungen oder Ängsten entstehen.

Posturografie
Untersuchungstechnik mit einer beweglichen Messplatte, die mithilfe von Kraftsensoren die Gewichtsverlagerungen, den Schwerpunkt sowie das Schwingungsverhalten des Körpers und die Lastverteilung auf den Füßen ermittelt. Hierdurch kann die Funktionsfähigkeit der Gleichgewichtsregulation und die Koordination getestet werden.

Propriozeptives System
System aus in Muskeln, Sehnen und Gelenken liegenden Rezeptoren, das die Körperhaltung (Propriozeption oder → Tiefensensibilität) registriert und es so ermöglicht, die eigene Position im Raum zu spüren.

Provokationsnystagmus
Ruckartige (sakkadenförmige) Augenbewegungen nach kräftigem Schütteln des Kopfes, die Hinweise auf Erkrankungen des Gleichgewichtsorgans oder der zentralen Gleichgewichtsregulation liefern.

Sacculus
Eines der beiden → Otolithenorgane im Innenohr; registriert vertikale Linearbeschleunigungen.

Schwankschwindel
Schwindel, der sich als Schwanken und Unsicherheitsgefühl bemerkbar macht. Betroffene haben das Gefühl, keinen festen Boden unter den Füßen zu haben oder auf einem Schiff zu stehen, das über Wellen gleitet.

Spontannystagmus
Ruckartige (sakkadenförmige) Augenbewegungen ohne vorherige Bewegungen des Kopfes. Sie liefern Hinweise auf Erkrankungen des Gleichgewichtsorgans oder der zentralen Gleichgewichtsregulation.

Stammhirn
Ältester Gehirnteil aus → Hirnstamm und → Zwischenhirn. Es befindet sich innerhalb des Gehirns an der Grenze zum Rückenmark.

Stereozilien
Haarähnliche Membranausläufer der Haarzellen im Innenohr, ähnlich kleinen Antennen oder Haaren. Ihre Auslenkung führt zu einem elektrischen Impuls im Hör- oder Gleichgewichtsnerv, der dann ans Gehirn weitergegeben wird. Informationen über das Gleichgewicht laufen also über diese Stereozilien.

Thalamus
Auch als »Tor zum Bewusstsein« bezeichnet, da alle Sinneseindrücke (außer die des Geruchssinns) hier auf ihre Relevanz hin überprüft werden. Siebt wie ein Filter unwichtige Informationen aus, um das → Großhirn vor einer Reizüberflutung zu schützen. Wichtige Informationen werden durchgelassen und verstärkt, um dem Großhirn die Möglichkeit zur bewussten Reaktion zu geben. Enge Verbindung zum → limbischen Nervensystem.

Tiefensensibilität
Auch Propriozeption; bezeichnet die Fähigkeit, die eigene Position im Raum zu spüren. Sie wird gewährleistet durch viele kleine Rezeptoren in den Muskeln, Sehnen und Gelenken (→ propriozeptives System).

Timed-up-and-go-Test
Untersuchungsverfahren zur Feststellung der Koordinationsfähigkeit bei älteren Patienten mit Schwindel. Dabei muss der Patient von einem Sessel aufstehen, ein paar Schritte gehen und sich dann wieder hinsetzen. Aus der Beobachtung und Zeitmessung der Bewegungsabläufe lassen sich gut Rückschlüsse auf die koordinativen Fähigkeiten und die Sturzgefahr ziehen.

Tinnitus
Sporadisch oder dauerhaft auftretende Ohrgeräusche ohne Ursprung in der Außenwelt. Ob sie gehört werden und wie stark sie den Betroffenen stören, hängt weniger von der ursprünglichen Ursache oder dem Charakter der Geräusche ab als vielmehr von ihrer Verarbeitung im Gehirn. Nicht jeder Tinnitus wird deshalb als Last empfunden. Doch: Je mehr Stress diese Töne auslösen und je negativer man sie bewertet, desto größer wird der Leidensdruck. Relativ häufig psychovegetative Begleit- und Folgeerkrankungen wie Schlafstörungen, Angstzustände und eine Depressionsneigung, daher vor allem verhaltenstherapeutische Maßnahmen zur positiven Beeinflussung der Verarbeitung im → vegetativen und → limbischen Nervensystem.

Transiente Ischämische Attacke (TIA)
Akute, vorübergehende Durchblutungsstörung im Gehirn mit unterschiedlichen Symptomen je nach betroffener Gehirnregion wie Schwindel, Sprech- oder Sehstörungen. Die Risikofaktoren für TIAs sind dieselben wie für einen Schlaganfall.

Utriculus
Eines der beiden → Otolithenorgane im Innenohr; registriert horizontale Linearbeschleunigungen.

Vegetatives Nervensystem
Auch autonomes Nervensystem; regelt die Abläufe im Körper, die man nicht mit dem Willen steuern kann; bestehend aus dem sympathischen und parasympathischen Teil. Der sympathische Teil ist für die Aktivität und Anspannung zuständig, der parasympathische für Ruhe und Entspannung. Die wichtigsten Botenstoffe des Sympathikus sind Adrenalin und Noradrenalin, die auch für die schnelle Phase der Stressreaktion verantwortlich sind. Dass wir bei einem Schreck schnell wegrennen, ist eine Leistung des sympathischen Nervensystems.

Verhaltenstherapie
Therapeutische Maßnahme zur Erkennung und Änderung innerer Einstellungen, die zu psychischem Leid führen, durch vom Therapeuten begleitete Erörterung, Analyse und Reflexion unterbewusster Denk- und Verhaltensmuster. Ziel der Therapie ist die Einübung neuer Verhaltens- und Denkmuster in belastenden Situationen.

Vestibuläre Migräne
Akut über Stunden oder wenige Tage auftretender → Drehschwindel mit Übelkeit und Erbrechen. Zusätzlich oder im Anschluss typischerweise migräneähnliche Symptome wie halbseitiger Kopfschmerz, Lichtempfindlichkeit oder starke Müdigkeit. Die Ursachen für die vestibuläre Migräne sind bisher nicht endgültig geklärt.

Vestibulariskerne
Erste Verarbeitungsstation der Signale, die vom Gleichgewichtsorgan ans Gehirn weitergeleitet werden, ähnlich einem Türsteher, der überprüft, was ins Gehirn »darf«. Enge Verbindung zu anderen Funktionssystemen im Gehirn, insbesondere

den Augenmuskelkernen zur Gewährleistung der Stabilisierung des Gesichtsfeldes bei Bewegung.

Vestibularorgan
Gleichgewichtsorgan im Innenohr, bestehend aus den drei → Bogengängen und den beiden → Otolithenorganen, zur Registrierung der Kopfbewegungen.

Vestibulookulärer Reflex
Reflex zur Stabilisierung des Gesichtsfeldes bei Kopfbewegungen; ausgelöst über Nervenbahnen zwischen den → Vestibulariskernen und den Augenmuskelkernen, deshalb wichtige Verbindung zwischen Augen und Kopfbewegung.

Vestibulopathie
Krankhafte Funktionseinschränkung des Gleichgewichtsorgans (→ Vestibularorgan) im Innenohr.

Videonystagmografie (VNG)
Untersuchungsmethode zur Aufzeichnung und Auswertung der → Nystagmusbewegungen der Augen in Ruhe und nach Reizung der Gleichgewichtsorgane im Innenohr mittels Temperaturveränderung im äußeren Gehörgang. Dadurch Rückschlüsse auf den Funktionszustand der Gleichgewichtsorgane.

Zwischenhirn
Teil des → Stammhirns zwischen Mittelhirn und den Hälften des → Großhirns, in dem alle von außen kommenden Reize verarbeitet und emotional bewertet werden. Außerdem wichtig für Abspeicherung von Informationen, also dem Merken von Dingen, und die Stressreaktion.

DIE AUTOREN

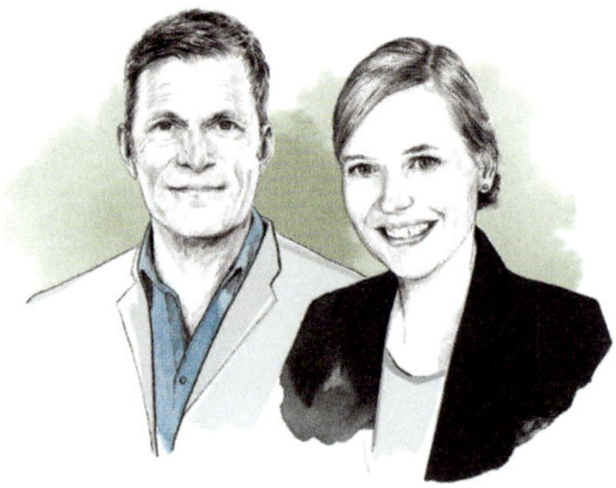

Dr. med. Uso Walter, geboren 1963, ist Facharzt für Hals-Nasen-Ohrenheilkunde in Duisburg und auf die Behandlung von Schwindelerkrankungen sowie Tinnitus spezialisiert. Gemeinsam mit dem Fraunhofer-Institut hat er einen Schwindeltrainer entwickelt. Er engagiert sich neben der Arbeit in seiner Praxis für Aufklärungsarbeit zu HNO-Themen und veröffentlicht regelmäßig hilfreiche Videos auf seinem *Youtube*-Kanal.

Dr. med. Lucia Schmidt, geboren 1982, ist Ärztin und verantwortet als Redakteurin seit 2013 die »Leib & Seele«-Seiten in der *Frankfurter Allgemeinen Sonntagszeitung.* Seit 2018 moderiert und konzipiert sie zusätzlich den Gesundheitspodcast der Zeitung. Unter anderem erhielt sie für ihre Arbeit den Journalistenpreis des Berufsverbandes der Deutschen Chirurgen und den Medienpreis der Deutschen Gesellschaft für Gastroenterologie, Verdauungs- und Stoffwechselkrankheiten. Neben ihrer Arbeit als Journalistin moderiert sie regelmäßig Veranstaltungen und hat bereits drei Sachbücher veröffentlicht. Lucia Schmidt lebt mit ihrer Familie in Frankfurt am Main.

FSC
www.fsc.org
MIX
Papier aus verantwortungsvollen Quellen
FSC® C014138

Gendererklärung:
Der besseren Lesbarkeit wegen verwenden die Autorin und der Autor im nachfolgenden Text zumeist die Sprachform des generischen Maskulinums. Personenbezogene Aussagen beziehen sich auf alle Geschlechter.

2. Auflage

Medieninhaber, Verleger und Herausgeber:
Red Bull Media House GmbH
Oberst-Lepperdinger-Straße 11–15
5071 Wals bei Salzburg, Österreich
info@at.redbullmediahouse.com

Cover, Layout und Satz: Jefferson & Högerle, Köln
Umschlagmotiv: pixssa /Shutterstock
Autorenillustration: Claudia Meitert / carolineseidler.com
Bildnachweis: S. 10, 24, 38, 62, 76, 82, 108, 122, 134, 150, 156, 174, 194 pixssa/Shutterstock; S. 27 pepermpron/Adobe Stock; S. 31 inspiring.team/ Adobe Stock; S. 34/35 Oleksandr Pokusai/Adobe Stock; S. 41, 43, 44, 51 sudowoodo/Adobe Stock; S. 46, 51 Kobby/Adobe Stock; S. 49 Bulgakova Kristina/Adobe Stock; S. 50, 91, 93, 95, 176, 179, 181, 183, 184, 210 lovemask/ Adobe Stock; S. 81 ellepigrafica/Adobe Stock, S. 197, 198, 199 olgadanilina/ Adobe Stock.

Gesetzt aus der Proxima Sera, TT Commons Pro
Printed by Finidr, Czech Republic

ISBN 978-3-7110-0340-9

WIE DAUERSTRESS UND LÄRM ZU HÖRPROBLEMEN FÜHREN

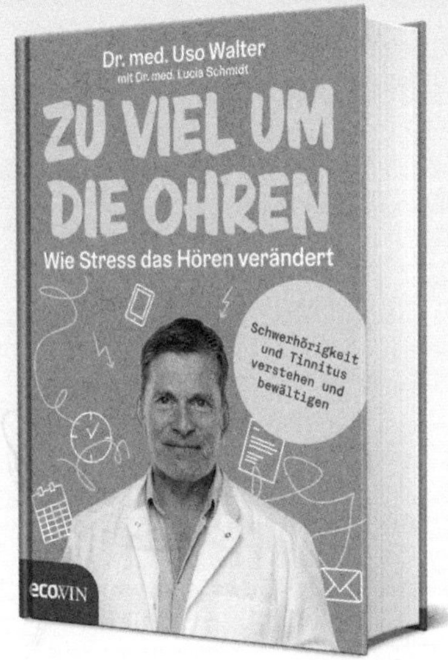

Der HNO-Arzt und Tinnitus-Experte Dr. Uso Walter und die FAZ-Journalistin und Ärztin Dr. Lucia Schmidt nehmen die Leser in diesem Buch mit auf eine faszinierende Reise in die Welt des Hörens. Die beiden zeigen, warum das Hören vor allem Kopfsache ist, warum man Schwerhörigkeit möglichst frühzeitig behandeln sollte und wie man seinen Tinnitus in den Griff bekommt.

»*Zu viel um die Ohren* erklärt verständlich und humorvoll, wie wir hören, wie das Gehör krank werden und was man dagegen tun kann.« MDR

USO WALTER / LUCIA SCHMIDT
ZU VIEL UM DIE OHREN
280 Seiten · 14,5 × 21,0 cm
Hardcover
978-3-7110-0292-1 · € 22,00